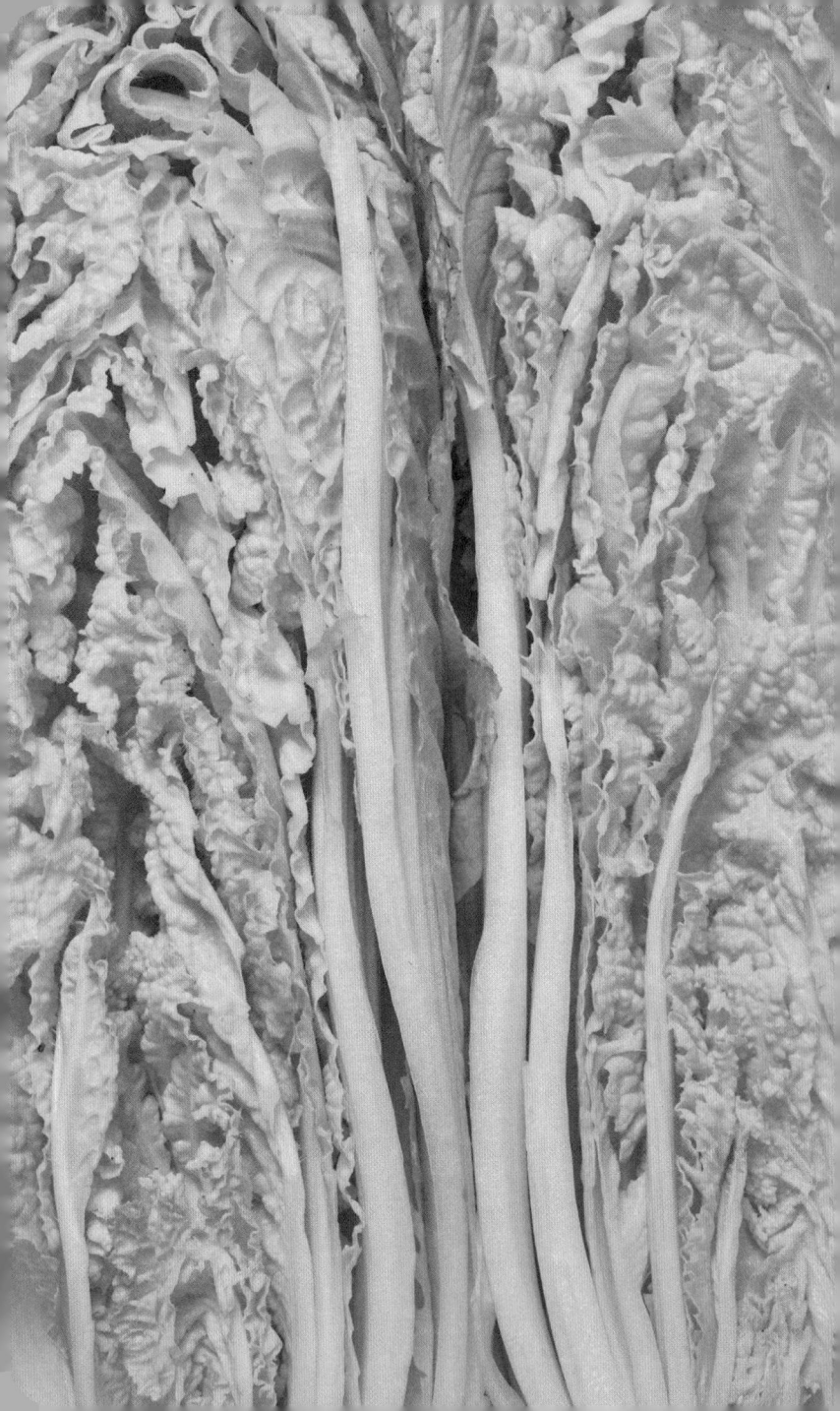

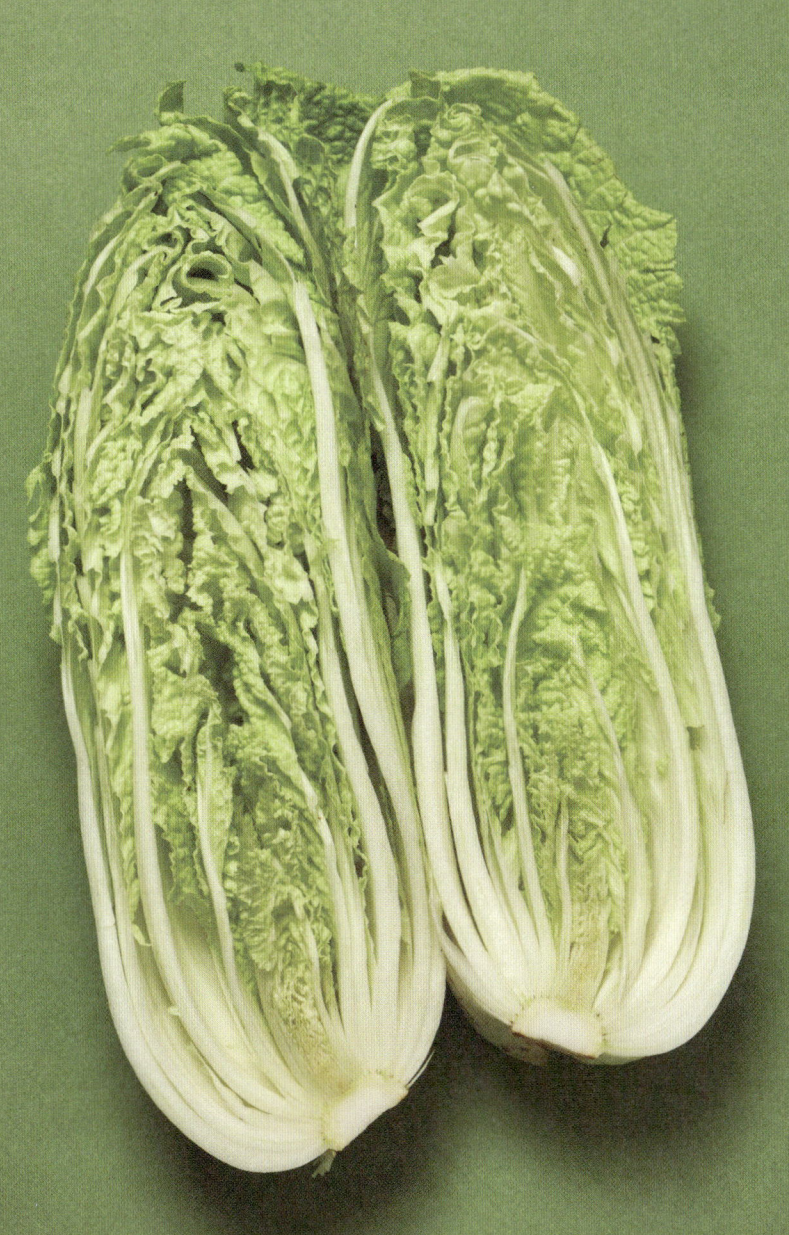

VEGANAS

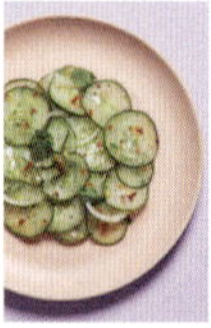

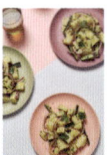

Salada shieldzini

P. 32

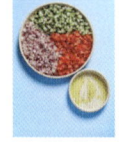

Tabule

P. 34

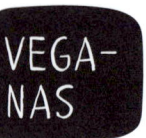

Salada picante do Nepal

P. 48

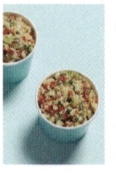

Salada israelense

P. 52

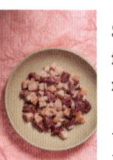

Salada finlandesa rossoli

P. 60

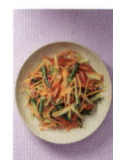

Salada som tam de mamão verde

P. 64

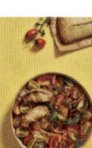

Salada toscana panzanella

P. 84

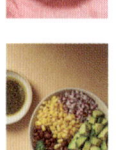

Salada de feijão preto e milho

P. 108

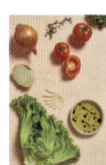

Mista

P. 118

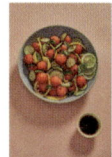

Salada de pepino e melancia

P. 120

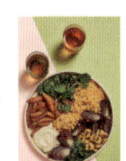

Salada de lentilha

P. 128

VEGETARIANAS

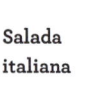

Salada de capeletti

P. 42

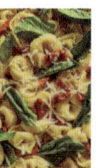

Hindú de pera e pepino

P. 44

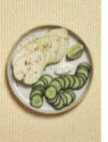

Salada italiana com massa

P. 50

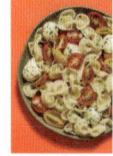

Salada de farro

P. 56

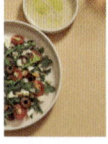

Caprese

P. 58

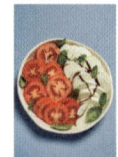

Salada shopska

P. 82

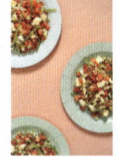

Coleslaw

P. 90

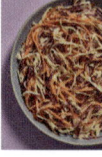

Salada de batata e aneto

P. 96

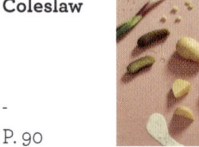

Índice

Introdução   P.03

KIT DE PRIMEIROS SOCORROS   P.04

UTENSÍLIOS E ACESSÓRIOS DE COZINHA RECOMENDADOS   P.12

Como limpar, secar e conservar folhas verdes   P.14

Temperos para saladas 2.0   P.18

NOÇÕES IMPRESCINDÍVEIS DE COZINHA

Tipos de cortes de cebola   P.20

Receita para fazer *croutons*   P.23

Tempo de cozimento dos ovos   P.22

Receita para fazer conservas   P.24

COMO FAZER A SALADA PERFEITA?   P.26

OS SEGREDOS DA MONTAGEM   P.28

As saladas →

Este livro está organizado de acordo com as tipologias das saladas, para que você encontre facilmente a que quiser preparar.

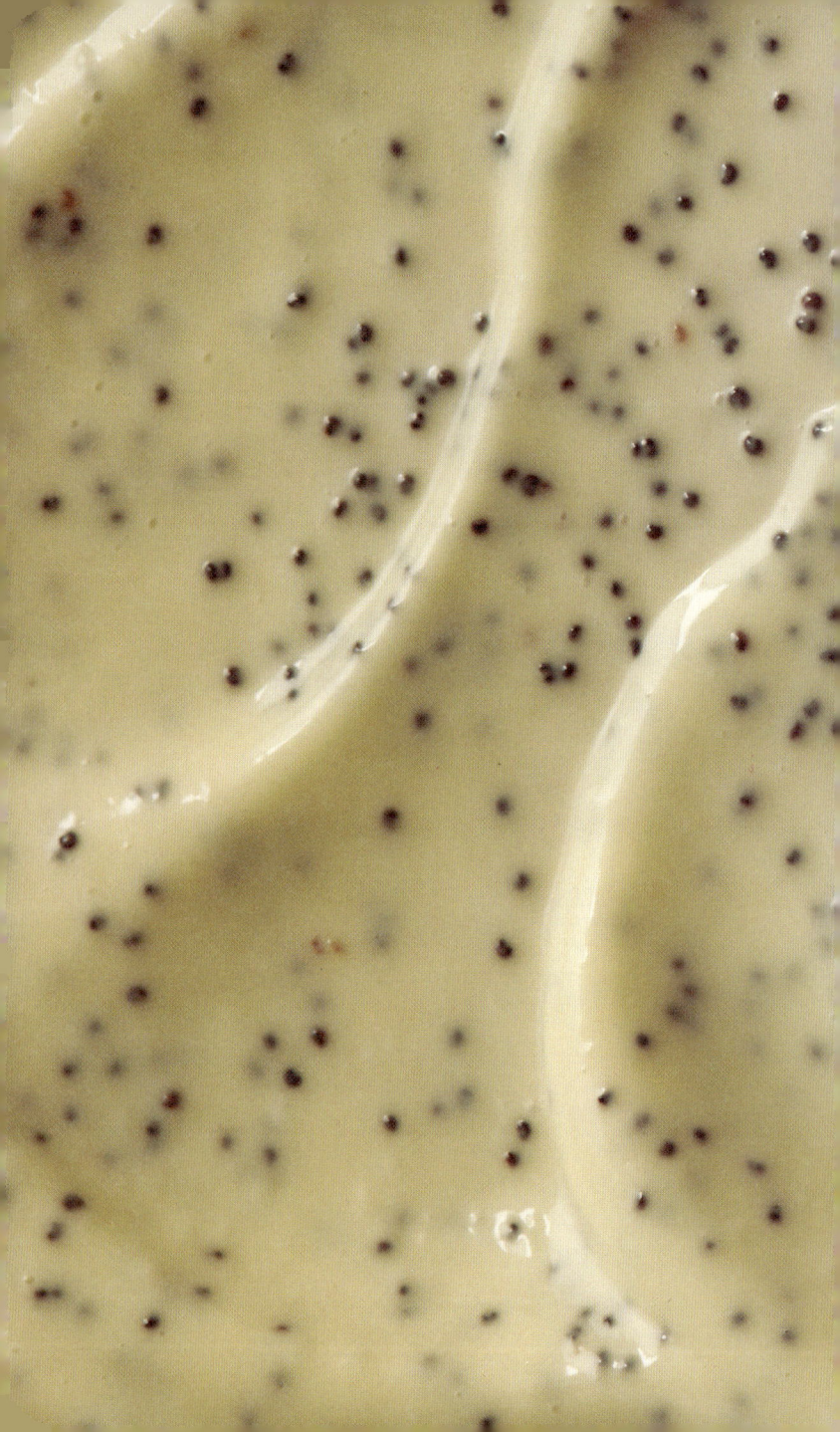

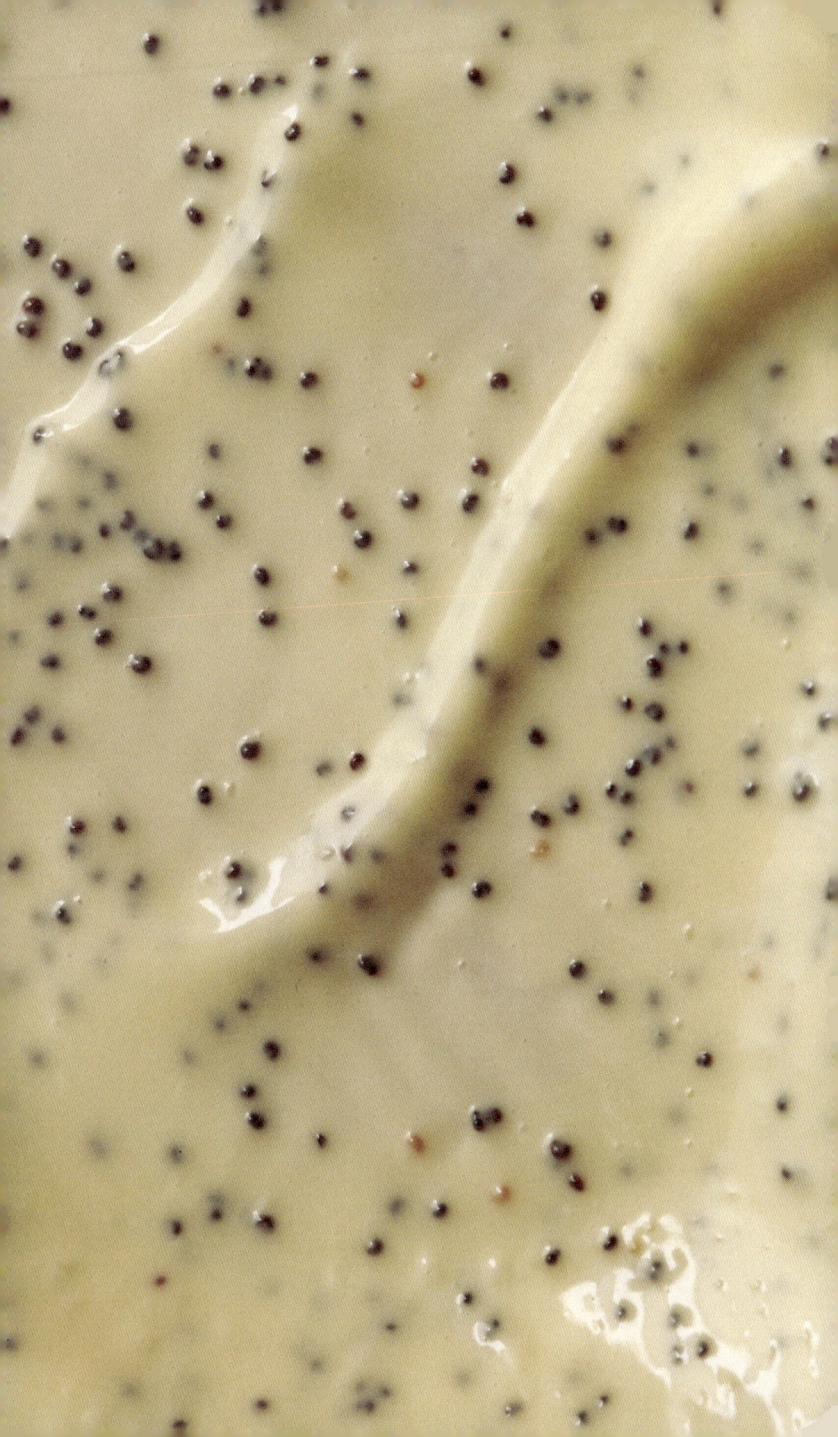

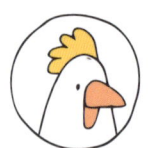

COM FRANGO
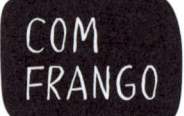

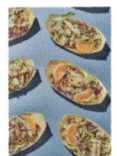
Salada chinesa de frango e tangerina
-
P. 40

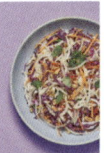
Salada vietnamita gòi gà
-
P. 54

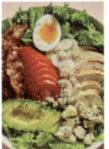
Californiana cobb
-
P. 86

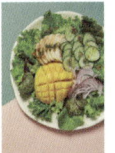
Salada tailandesa de manga e frango
-
P. 122

COM CARNE
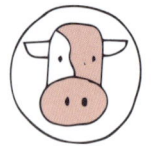

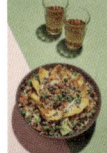
Salada de tacos
-
P. 38

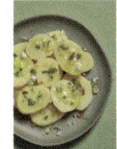
Salada alemã de batatas
-
P. 70

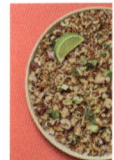
Salada larb
-
P. 46

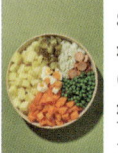
Salada russa (Salada de maionese)
-
P. 92

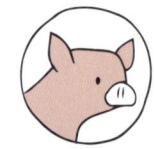

COM CARNE SUÍNA
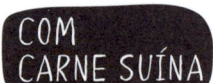

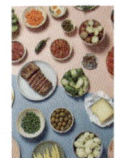
Salada fiambre (de frios) guatemalteco
-
P. 112

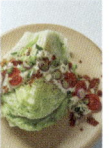
Salada wedge (de cunha)
-
P. 116

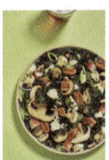
Salada morna de cogumelos e couve
-
P. 124

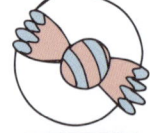

DOCES

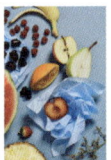
Macedonia de frutas
-
P. 68

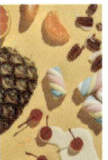
Ambrosia
-
P. 94

DECÁLOGO PARA A EXCELÊNCIA SALADÍSTICA — P. 134

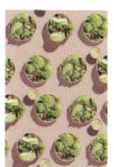 **Waldorf**
P. 100

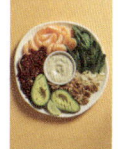 **Havaiana de mexerica, abacate e romã**
P. 102

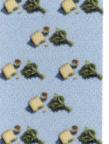 **Salada de rúcula e parmesão**
P. 104

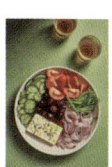 **Grega**
P. 106

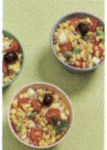 **Solterito peruano**
P. 110

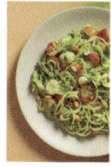 **Salada caprese de macarrão de abobrinha**
P. 126

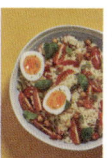 **Salada de cuscuz**
P. 130

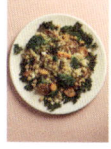 **Salada de quinoa**
P. 132

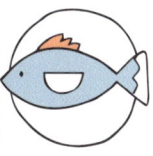 # COM PEIXE OU FRUTOS DO MAR

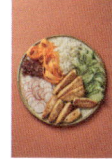 **Salada de sushi**
P. 36

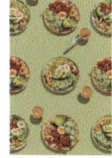 **Louie de camarões**
P. 62

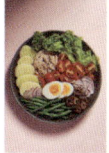 **Niçoise**
P. 66

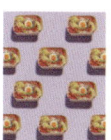 **Salada campeira**
P. 72

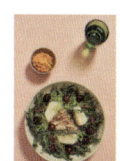 **Xato**
P. 74

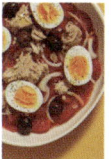 **Salada múrcia**
P. 76

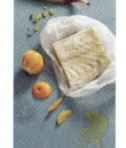 **Remojón andaluz**
P. 78

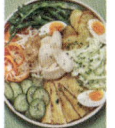 **Salada gado-gado**
P. 80

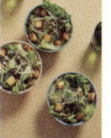 **Caesar salad**
P. 88

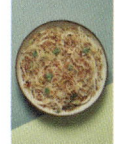 **Salada tailandesa yum woon sen**
P. 98

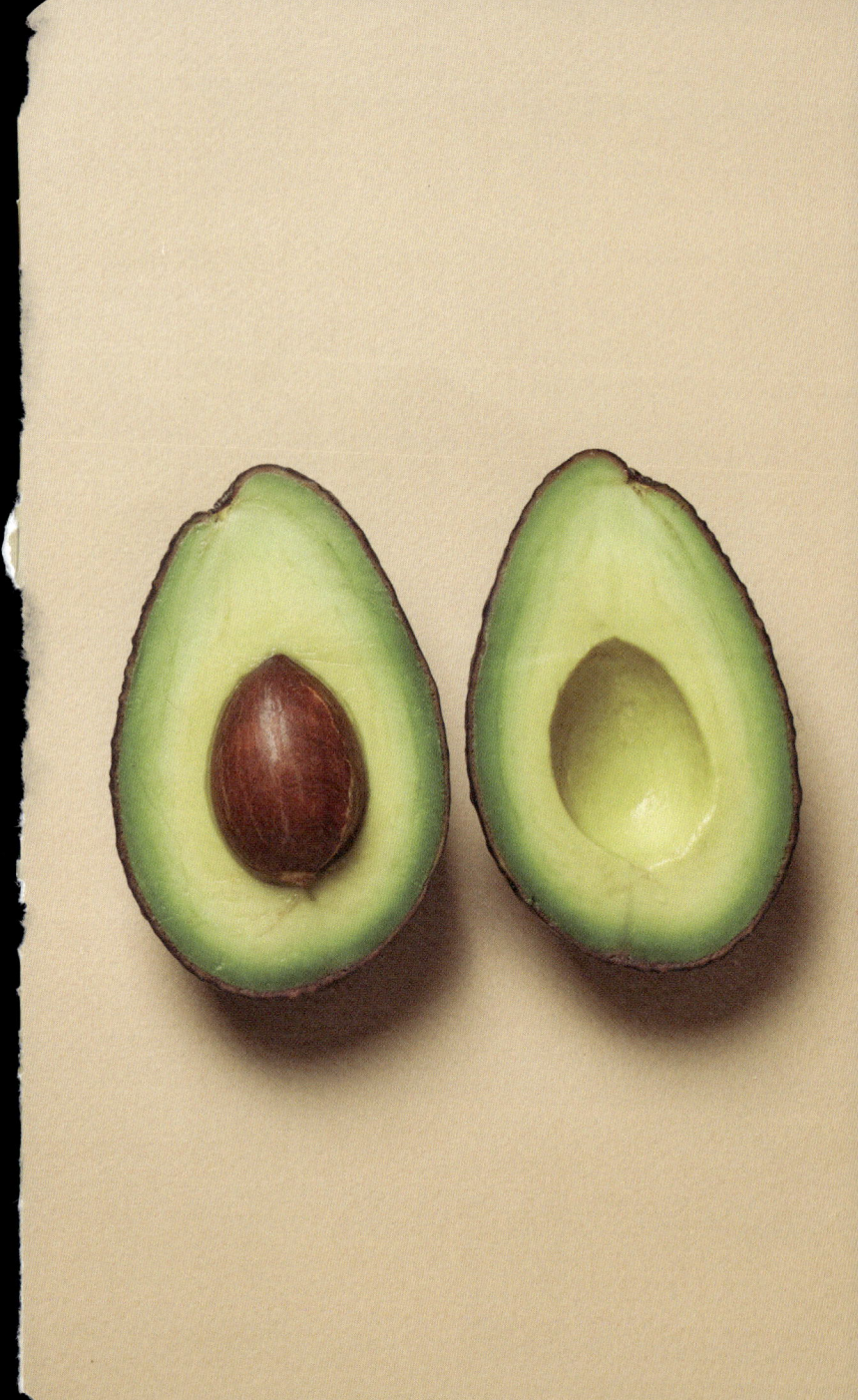

Alguma vez você comeu uma salada que tenha mudado a sua vida? Se a resposta é não, aqui estamos para te ajudar a repensar o que uma salada poderia ser. Podemos mexer a varinha mágica do sabor e transformar qualquer salada triste, sem vida, em uma salada vibrante cheia de **frescor e sabor.** ⟵

Talvez o simples fato de jogar um pouco de alface em um recipiente seja um grande desafio ou talvez você já seja um elaborador profissional de saladas. Não importa qual seja seu nível de habilidade, depois de ler este livro, você vai ter centenas de ideias para preparar **novas saladas.**

Provamos as melhores receitas de saladas do mundo todo para trazer a você o guia definitivo para fazer saladas. O mais importante é que você se lembre que muitas dessas receitas são apenas pautas. Sempre iremos incentivá-lo a ter uma licença criativa na cozinha e a se divertir, aqui estamos para preparar uma comida saudável, mas que também tenha um sabor alucinante!

Kit de primeiros socorros para saladas

Apresentamos uma pequena lista dos alimentos que você precisa considerar na hora de entrar em jogo para preparar saladas suculentas. São apenas recomendações, a bússola neste caminho será o seu paladar.

GELADEIRA

FOLHAS & FRUTAS

✕ **FOLHAS VERDES**

Vão ser a base da sua salada. Você pode escolher entre: alface crespa, alface lisa, alface americana, espinafre, chicória, agrião, couve e rúcula.

- -

Ervas

Use-as para dar um toque fresco a sua salada: manjericão, aneto, salsinha, alecrim e coentro. Não vale usar ervas secas.

> **Ítens de presença**
>
> São os que vão contribuir com o sabor e a textura das suas saladas. Entre eles estão: tomate, repolho, pepino, abobrinha, cenoura, beterraba, maçã, limão e lima.

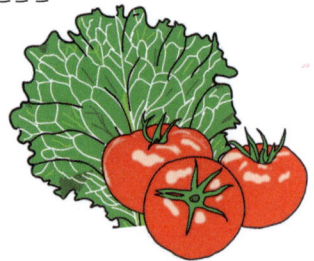

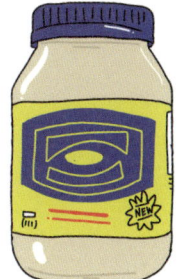

TEMPEROS

> Não deixe faltar!

Maionese

É o tempero por excelência. Não apenas serve para preparar temperos mais complexos para as saladas, como também vai ser útil para acompanhar qualquer tipo de comida que precise de uma dose extra de umidade.

\\\

Mostardas

Estas três que iremos propor a você são "obrigatórias": a amarela, a Dijon e a picante.

Ketchup

acrescente umas gotas de pimenta ou pimentas picadas.

Molho picante

Há três variedades: tradicional, chipotle ou verde. Se você for iniciante no mundo da pimenta, recomendamos provar primeiro a verde.

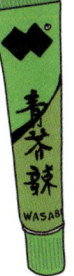

WASABI

Aqui vale a pena investir em um de qualidade para que seja bem picante.

Molho de soja

Você adivinhou! Não serve apenas para acompanhar o sushi, mas pode ser a base de um tempero incrível. Se ele acabou de entrar na sua vida, opte para que a sua primeira compra seja da embalagem pequena.

✕ Molho inglês

Como pertence à prateleira dos importados, não costuma ser um produto econômico, mas apenas uma gota pode dar muito sabor a sua receita.

→ Molho de peixe

É muito famoso no Sudeste Asiático e as primeiras versões surgiram no Império romano. Use-o para que as suas saladas tenham um toque especial.

Molho teriyaki

Talvez você não tenha acrescentado ele nas suas receitas, mas quando você provar, vai ficar pensando onde mais poderá acrescentá-lo!

> Use-o para que as auas saladas tenham um toque especial.

QUEIJOS E LATICÍNIOS

Entre os mais famosos podemos mencionar: parmesão, muçarela fresca, fetta, queijo azul, cheddar, pecorino, queijo de cabra, provolone, iogurte natural, *sour cream* e creme de leite.

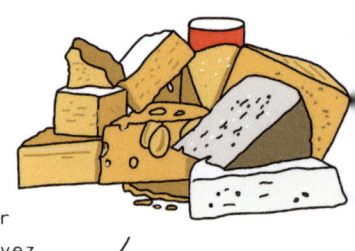

Para evitar o desperdício, é melhor comprar apenas um ou dois de cada vez, para ir provando nas nossas saladas.

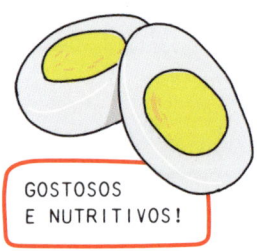

GOSTOSOS E NUTRITIVOS!

Ovos

Prepare-os no ponto certo seguindo nossos conselhos. (veja a página 22).

→ ### Picles e conservas

Aqui são válidos todos os que você goste: pepino em conserva, cebolas em conserva, alcaparras, azeitonas e pimentões vermelhos em conserva.

Você também pode fazê-los de forma caseira.

(veja a página 24).

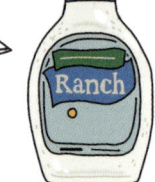

Tempero para saladas

Apesar de sempre recomendarmos preparar os próprios temperos, se você está com pouco tempo, não é uma má ideia estocar alguns temperos de qualidade pré-elaborados.

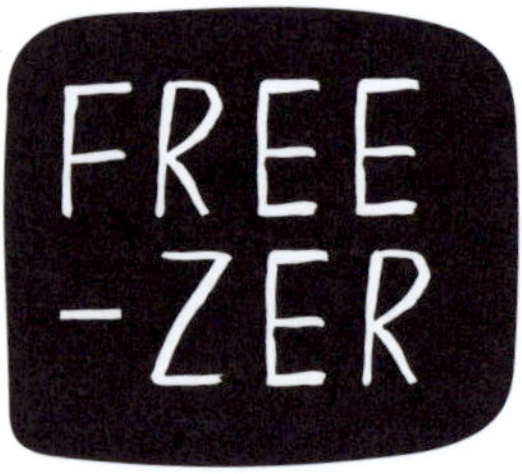

✕ ### Frango
É básico tê-lo em tiras e já grelhado, para poder pegá-lo pronto para usar.

◉ ### Bacon
Cru, frito ou em pedaços crocantes sempre vão acrescentar esse toque extra de sabor.

THE 50 BEST • SALADAS

Camarão

Deixe-o já descascado e cozido, com ele você vai poder sair do sufoco e comer algo saudável.

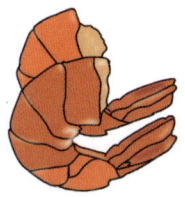

EMPÓRIO E ESPECIARIAS

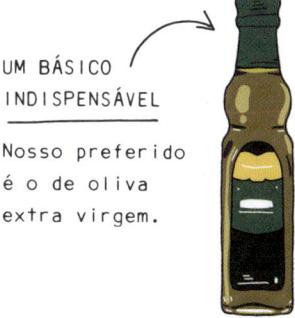

UM BÁSICO
INDISPENSÁVEL
___
Nosso preferido
é o de oliva
extra virgem.

Azeite

Existem mil tipos. Nosso preferido é o azeite de oliva extra virgem de alta qualidade, mas propomos a você que prove também os com sabores, ou os mais exóticos: de nozes, semente de abóbora, abacate ou com pimenta picante.

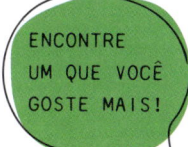

ENCONTRE UM QUE VOCÊ GOSTE MAIS!

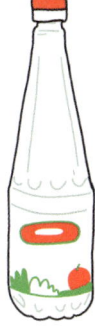

Vinagre

Você pode escolher entre o balsâmico, de cidra, de maçã, de vinho, de álcool, de xerez, de arroz, de malte, de mel ou vinho, OU TER TODOS.

Atum

Como ele tem um prazo de validade longo, sempre convém manter um estoque mínimo.

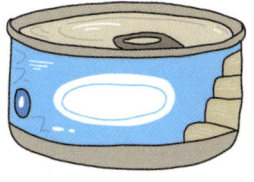

SEMPRE QUE PUDER, ESTOQUE LATAS DE ATUM!

Azeitonas verdes e pretas

Compre-as sempre com caroço, por favor!

MASSA, GRÃOS E LEGUMES

Feijão preto
Você pode escolher seco ou enlatado.

Lentilhas
Não escolha sempre as clássicas marrons, se anime a provar as pretas, as verdes e as turcas (vermelhas).

Arroz
Especialmente o de sushi e os de grão comprido, que são ideais para fazer saladas.

Farro, cevada e triguilho
Escolha de acordo com as suas preferências e compre em pequenas quantidades.

Macarrão de vidro ou celofane
Se você não conseguir facilmente no supermercado, uma boa opção é procurá-lo nos bairros orientais ou em alguma casa de cereais. Nesses lugares você com certeza vai encontrar.

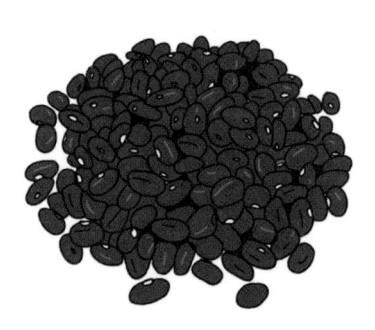

Grão-de-bico
Economize comprando os secos, e para usar, guarde-os cozidos no freezer.

Quinoa
Cozida pode chegar a durar até uma semana na geladeira e também é possível congelá-la.

Massa
Há uma variedade de versões, mas escolha, especialmente, algum tipo de massa pequena ou massa comprida. Se além disso você tiver uma massa recheada congelada no freezer, melhor ainda.

Cuscuz
Fácil e rápido de fazer, não deixe faltar na sua despensa!

TEMPEROS E ESPECIARIAS

✗ São indispensáveis na despensa de todo cozinheiro, inclusive na de um amador!

- SAL
- PIMENTA-DO-REINO
- AÇÚCAR
- ALHO EM PÓ
- CEBOLA EM PÓ
- PÁPRICA
- FLOCOS DE PIMENTA VERMELHA

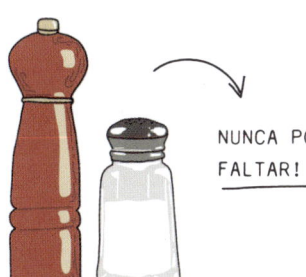

NUNCA PODE FALTAR!

//

DA HORTA

Tenha sempre um porta legumes cheio de batatas, cebolas, batatas-doces, cenouras e cabeças de alho.

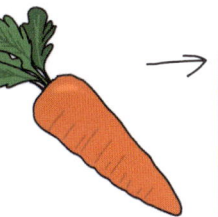

É importante que os vegetais não fiquem expostos à luz.

FRUTAS SECAS

Inclua nozes, amendoim, amêndoas, castanhas-de-caju e cranberry secos. Guarde-os sempre em potes herméticos para que não percam a qualidade crocante.

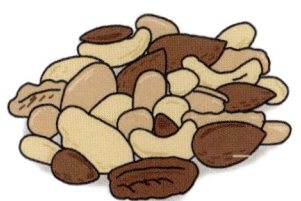

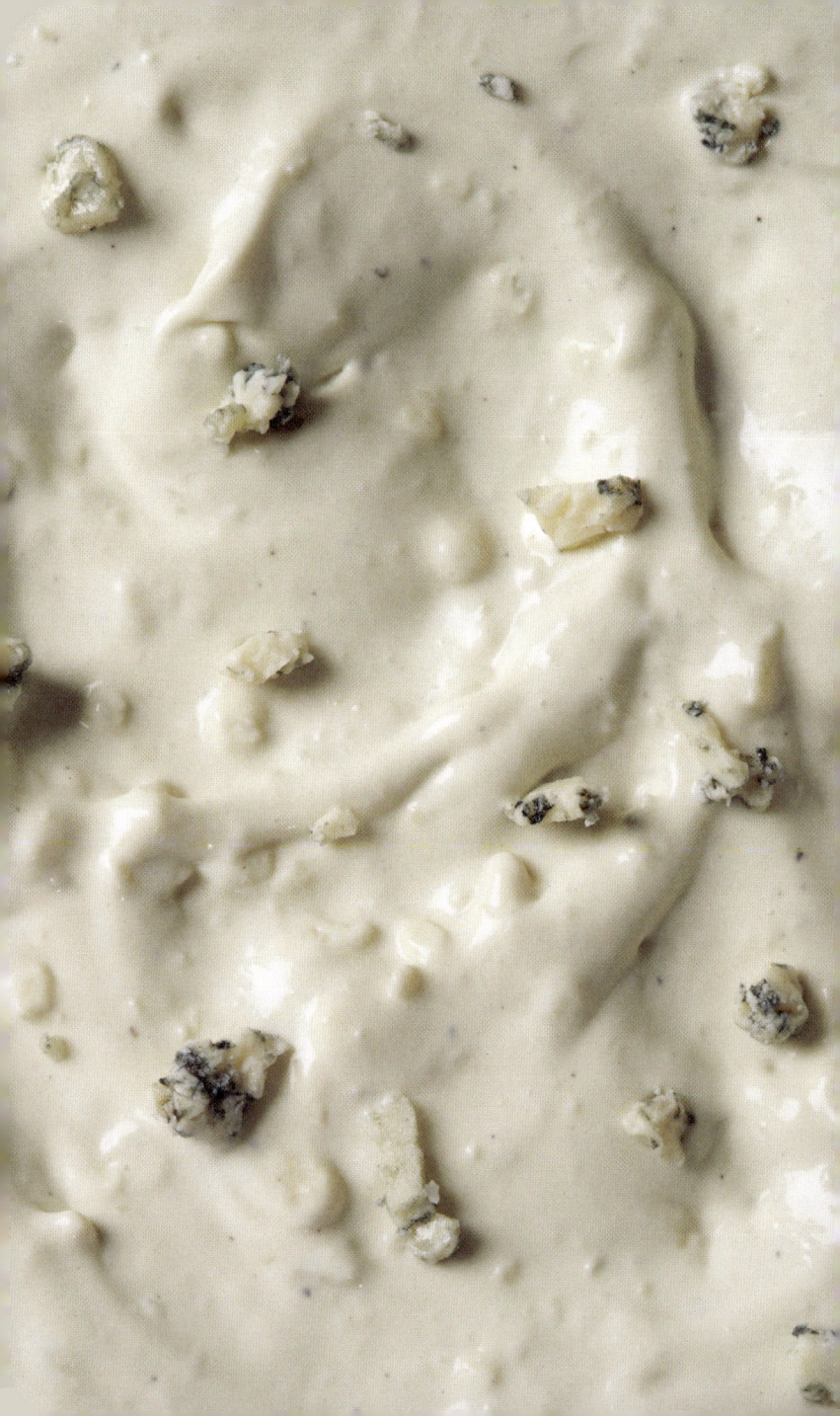

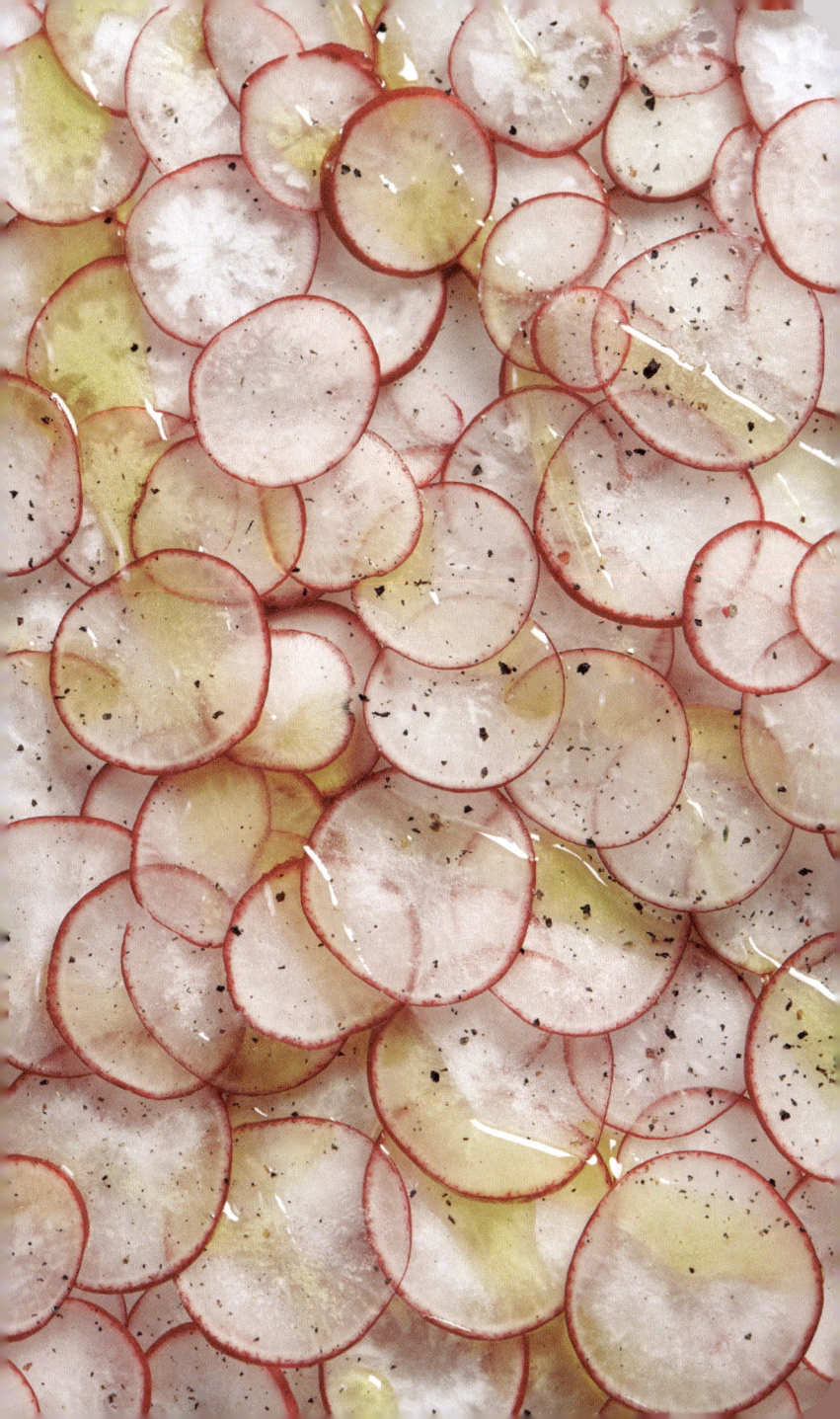

Utensílios e acessórios de cozinha recomendados

Se você se mudou há pouco tempo ou acabou de montar a sua cozinha, estes são imprescindíveis para preparar as receitas que registramos neste livro.

- TÁBUA PARA CORTAR
- ESCORREDOR E COADOR DE MALHA FINA
- TIGELA DE AÇO INOXIDÁVEL
- CUMBUCAS (RECIPIENTES PARA SERVIR)
- FACA PROFISSIONAL
- FACA PEQUENA PARA DESCASCAR
- FRIGIDEIRA
- FORMA PARA FORNO
- PANELA
- TALHERES DE SALADA
- DESCASCADOR DE BATATAS
- RALADOR OU MICROPLANE
- ESPREMEDOR
- KIT DE COPOS MEDIDORES
- PROCESSADOR OU LIQUIDIFICADOR
- BATEDOR DE OVOS
- POTES HERMÉTICOS

> **CUMBUCAS**
> As largas e pouco profundas são as melhores!

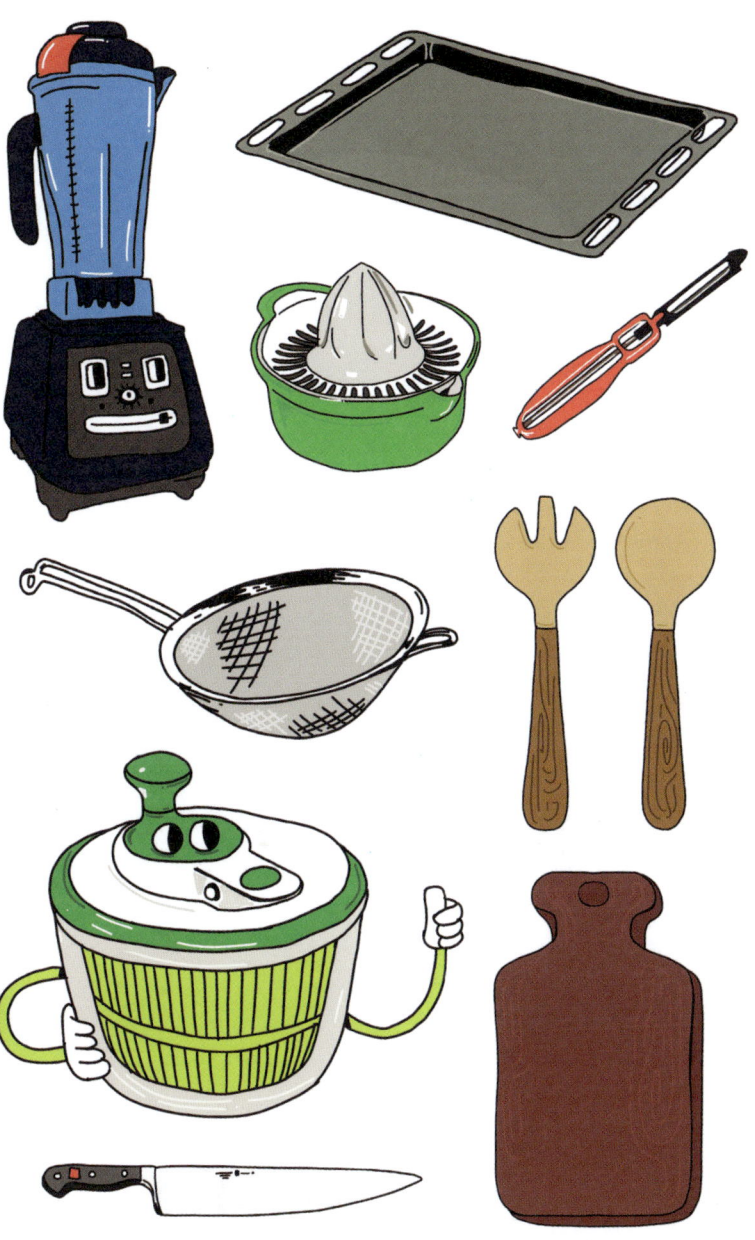

Como limpar, secar e conservar folhas verdes

Uma das partes mais importantes de uma grande salada consiste em que as verduras estejam bem lavadas, secas e preparadas para uso.
Aqui deixamos uma boa instrução para seguir.

LAVE SUAS VERDURAS COM ÁGUA FRIA E LIMPA

Se as folhas estiverem sujas, coloque-as dentro de uma tigela com água fria e algumas gotas de vinagre branco. Depois enxague e escorra com a ajuda de um escorredor.

\\\\\\\\\\\\\\\\\\\\\\\\\\\\\\\\\\\\\\\

> MUITO IMPORTANTE
>
> Existem muitas bactérias ruins rondando por debaixo da superfície das folhas, por isso é importante lavá-las bem para prevenir qualquer tipo de doença.

Coloque as folhas no escorredor para soltar toda a água excedente.
Devemos enfatizar o quanto esse passo é importante. É necessário conseguir fazê-lo muitas vezes, se possível, para secar as folhas. Se as folhas estiverem molhadas, a salada vai ficar com muita água e o tempero não vai penetrar nelas.
O resultado? Uma salada aguada e insossa, que não é o que estamos procurando.

> DICA QUENTE
> Se seu interesse por acrescentar saladas a sua dieta é coisa séria, não hesite em investir em um lava e seca saladas. Se você não quiser, pode embrulhar as folhas em um pano de prato e sacudi-las para tirar a água.

VOCÊ QUER MANTER SUA ALFACE FRESCA POR MAIS TEMPO?

Coloque papel toalha na base de um pote ou sacola hermética e acrescente camadas de alface alternando com papel. Toda a umidade residual será absorvida pelo papel toalha, e a alface vai se manter seca por mais tempo. Se você aprender essa técnica simples, suas folhas verdes vão durar muito mais!

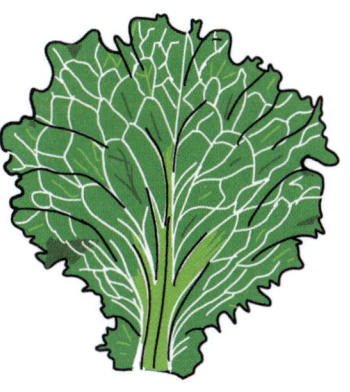

ARMAZENAR ERVAS

✗ Se as ervas estiverem em forma de ramo (salsinha, coentro, manjericão) mantenha-as em pé em um frasco com água, como se fosse um ramo de flores.

✗ As ervas de talo duro (alecrim, orégano, tomilho) devem ser embrulhadas em papel toalha umedecido, cobertas com plástico filme e armazenadas na geladeira.

> DICA DO CHEF
> Muitos restaurantes limpam e preparam seus vegetais imediatamente assim que entram na cozinha. Os cozinheiros de casa também podem aplicar essa diligência para ter sempre os ingredientes para saladas à mão.

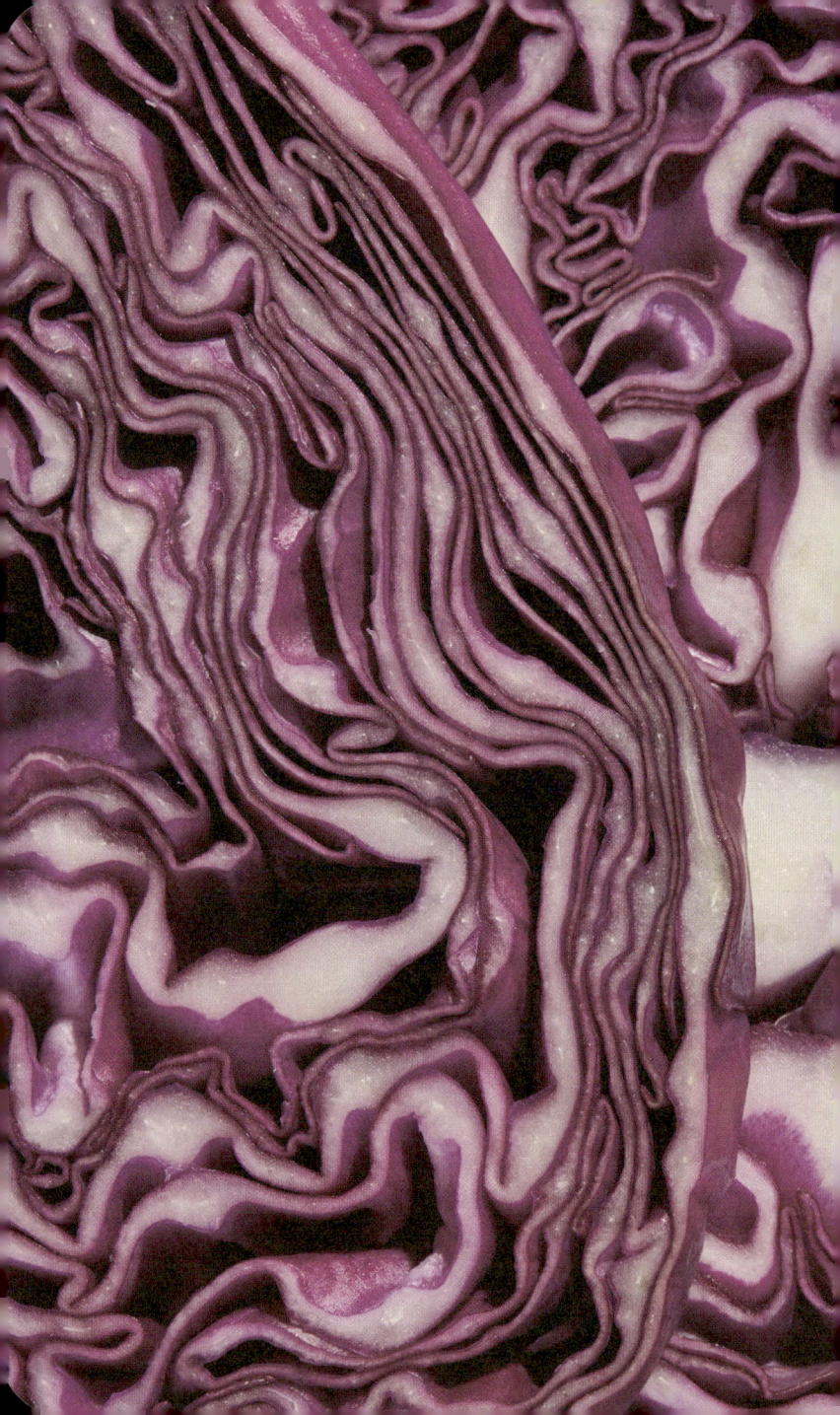

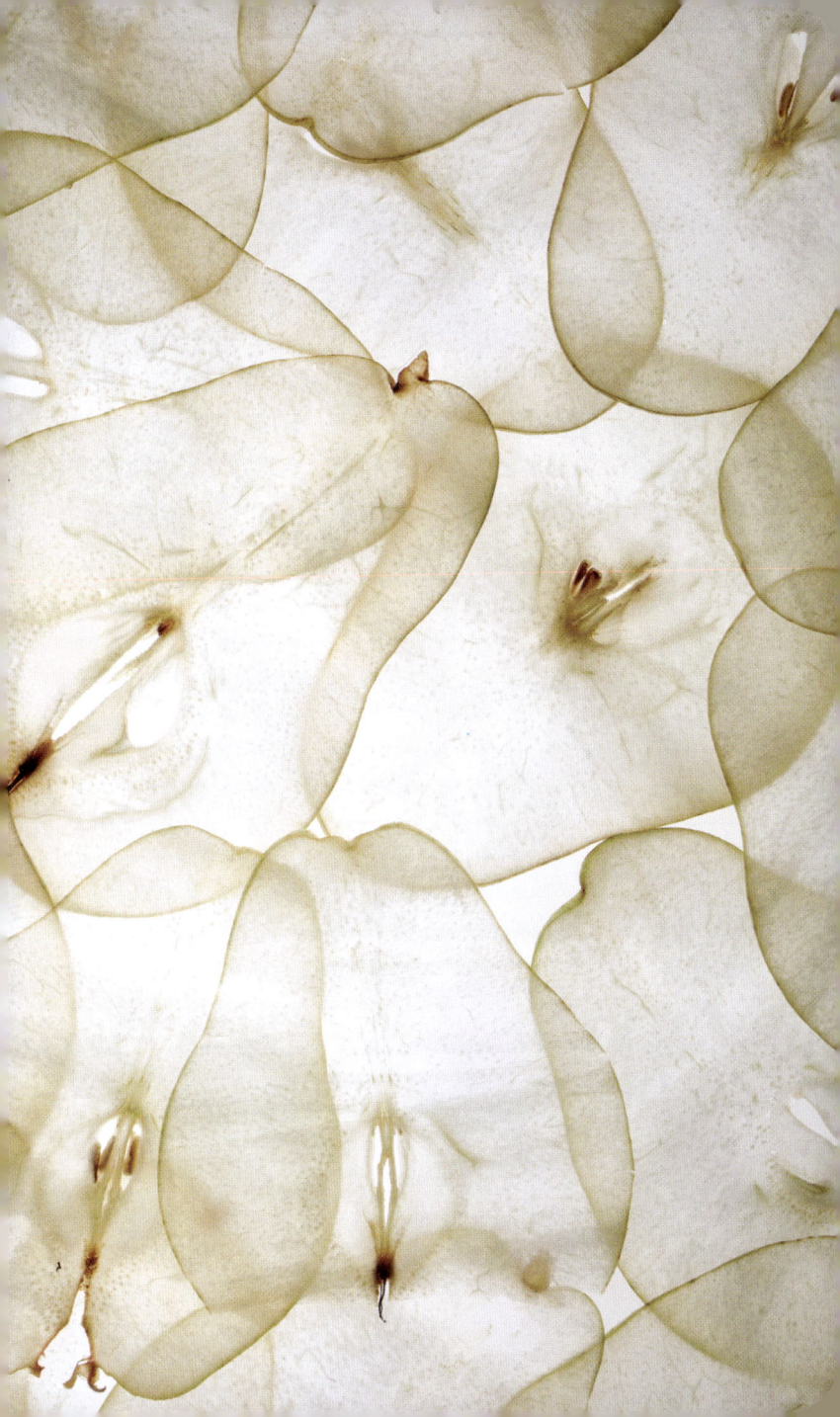

Temperos para saladas 2.0

Você quer saber nosso segredo para deixar uma salada maravilhosa? A mágica está no tempero!
Existem centenas de estilos e de combinações de sabores prontos para transformar qualquer salada. Todos os bons temperos têm algo em comum: equilíbrio, tempero e mistura. E adivinhe? Para um simples vinagrete, você não precisa de uma receita. O que você precisa saber é como o azeite e o vinagre se juntam. Antes de mais nada, é uma informação importante que você precisa saber sobre os temperos.

AZEITES E OUTROS MOLHOS À BASE DE ÓLEO

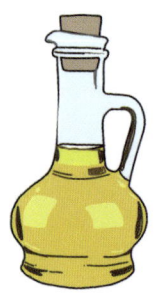

Existe uma ampla oferta de azeites que você pode utilizar dependendo do estilo do tempero. Para um vinagrete básico, é recomendável escolher um azeite de oliva extra virgem de alta qualidade. Se ele tiver um gosto incrivelmente puro, certamente vai ser incrível também na salada. Cuidado com os azeites de frutas secas que possuem um sabor bastante forte, talvez seja melhor misturá-los com um azeite com gosto neutro.
Quando você tiver em dúvida, lembre que o azeite de oliva extra virgem nunca falha.

> Outros molhos à base de óleo que fazem maravilhas nos temperos são: o tahine, o iogurte grego e a maionese.

VINAGRES E OUTROS ÁCIDOS

As mesmas regras se aplicam ao vinagre. Não queira se aproximar muito de vinagres com sabores fortes, a não ser que seja o perfil de sabor que você está procurando para a sua salada. Então, se o vinagre de álcool for forte, opte pelo vinagre de maçã, vinho tinto ou balsâmico. O limão, a lima e outros cítricos também são uma grande integração de ácido ou podem ser misturados com o vinagre de sua preferência.

TEMPEROS, ADOÇANTES E ERVAS

Nunca se esqueça de dar sabor ao seu tempero! Estamos falando de: sal, pimenta, talvez um pouco de alho em pó, uma pequena colher de mel, mostarda e um pouco de manjericão fresco picado. Seja criativo para aumentar significativamente o sabor do seu tempero. Acrescente esses ingredientes ao vinagre antes de combiná-los com o azeite.

EMULSIONAR

Emulsionar é uma palavra mágica!

Uma emulsão é uma fusão entre dois ingredientes que normalmente não se misturam, por exemplo, o azeite e o vinagre. Em termos de temperos para saladas, isso significa simplesmente misturar todos os ingredientes de modo que o resultado seja harmonioso. Partindo de um ácido, e de maneira lenta e constante, acrescente o azeite em forma de fio, enquanto é batido fortemente com um batedor, uma faca ou em um liquidificador.

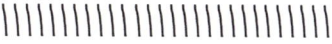

> **MEMORIZE ISTO:**
> A fórmula mais básica para fazer um vinagrete é uma parte de vinagre (ou outro ácido, como o suco de limão) misturada com três partes de azeite.

DICA QUENTE: assim que você encontrar seu tempero favorito, prepare uma certa quantidade e armazene na geladeira para tê-lo à mão quando precisar dar a sua salada um toque extra.

Noções imprescindíveis de cozinha

Para fazer as receitas deste livro muitas vezes vamos pedir a você que corte os vegetais de determinada maneira ou que faça os ovos em determinado ponto. Por isso, aqui deixamos os conceitos-chave que você precisa ter para conduzir na hora de encarar o projeto salada.

TIPOS DE CORTES DE CEBOLA

- ✗ JULIANA: corte a cebola ao meio, sem retirar as extremidades. Retire a casca. Apoie uma metade, com o lado reto em direção à tábua.
  Segure a cebola pela raiz, corte o talo e comece a realizar cortes longitudinais (de 2 a 3mm), até chegar à raiz.

- ☘ PLUMA: corte a cebola ao meio, corte as extremidades e retire a casca. Apoie uma metade com o lado reto em direção à tábua. Realize cortes paralelos nas linhas da cebola.

* Aqui explicamos a você como cortar a cebola, mas as técnicas são válidas para qualquer vegetal.

- ☘ *BRUNOISE:* corte a cebola ao meio, sem retirar as extremidades. Retire a casca e apoie uma metade com o lado reto para baixo. Segure a cebola pela raiz, corte o talo e faça cortes verticais de um lado ao outro, chegando perto da raiz, ainda que deixe os cortes grudados nela para que a cebola se mantenha unida. Depois faça 2 cortes horizontais da parte inferior à superior, mantenha os pedaços unidos na raiz da cebola. Por último, realize cortes cada 2-3 mm, de cima para baixo, para obter os dados.

- ✗ RODELAS: corte o talo e descasque a cebola. De um lado, realize o corte de 3 mm para poder apoiar a cebola e que não se mova enquanto se realizam os cortes. Pegue a cebola e segure-a muito bem com os dedos, corte rodelas do tamanho que desejar.

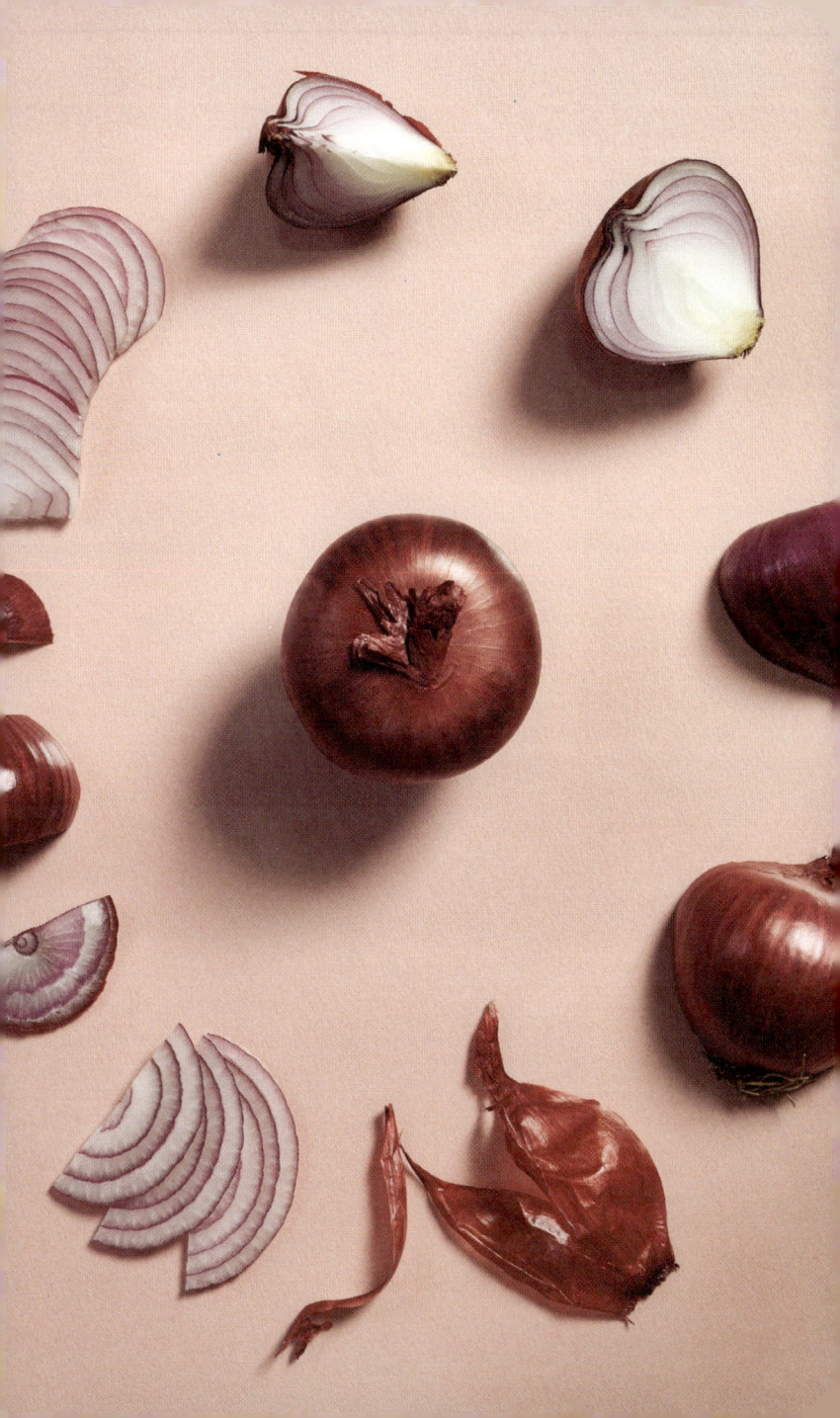

TEMPO DE COZIMENTO DOS OVOS

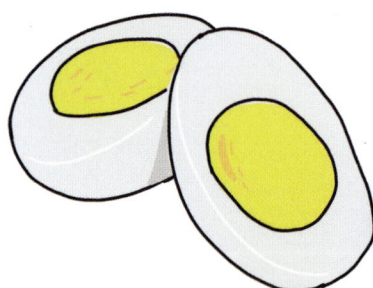

Para conseguir que os ovos estejam no ponto ideal de acordo com o tipo de receita que você vai preparar, tenha em conta estas considerações.

→ **TEMPOS DE COZIMENTO**

✓ A temperatura inicial dos ovos

Um ovo que vier da geladeira, demorará mais tempo do que um ovo que estava em temperatura ambiente. A temperatura ambiente varia de acordo com a estação, portanto os tempos estipulados aqui são para ovos gelados da geladeira.

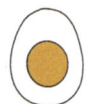

2 MINUTOS: a clara não está pronta, a gema está totalmente líquida.

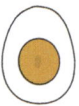

4 MINUTOS: *mollet/* a clara quase pronta, a gema apenas espessa.

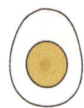

6 MINUTOS: a clara está pronta, a gema está apenas líquida no centro.

✓ O tamanho dos ovos

Quanto maior o ovo, maior o tempo de cozimento.

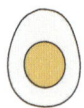

8 MINUTOS: a clara está pronta, a gema está pronta, mas o centro está mole.

> **IMPORTANTE**
> Assim que passar o tempo desejado, é necessário esfriar os ovos em uma tigela com água fria e gelo para parar o cozimento.

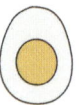

10 MINUTOS: a clara está pronta, a gema está pronta.

RECEITA PARA FAZER *CROUTONS*

INGREDIENTES

8 fatias de pão de forma
¼ xícara de azeite de oliva
1 colher (de café) de alho em pó (opcional)
1 colher (sopa) de sal
½ colher (sopa) de pimenta-do-reino moída

✕ MODO DE PREPARO

Esquentar o forno a 200 °C. Corte as bordas do pão de forma, corte o resto em cubos de 1 cm de lado. Em uma tigela misture os cubos de pão com azeite, o sal, a pimenta e o alho em pó. Passe para uma forma para forno coberta com papel manteiga e leve-os ao forno preaquecido.

Quando estiverem dourados na base, vire-os para conseguir um cozimento duplo em todos os lados. Quando estiverem bem dourados, retire-os.

Deixe esfriar e guarde em um frasco hermético. Duram até uma semana.

> Acrescente nas suas saladas e deixe-as crocantes.

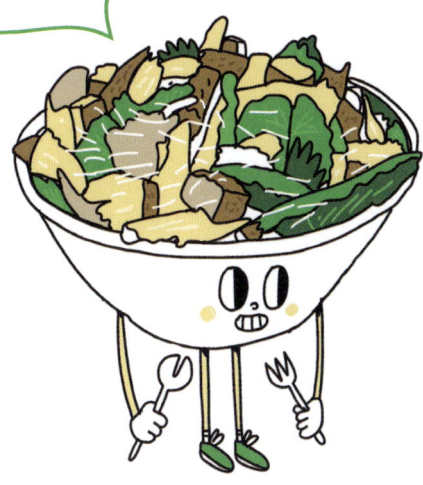

RECEITA PARA FAZER CONSERVAS

INGREDIENTES

1 XÍCARA DE VINAGRE

1 XÍCARA DE ÁGUA

1 COLHER (DE SOPA) DE SAL

1 COLHER (DE SOPA) DE AÇÚCAR

1 CENOURA CORTADA EM LÂMINAS OU RODELAS

1 NABO EM LÂMINAS

1 PEPINO EM RODELAS

1 CEBOLA ROXA EM JULIANA OU CUBOS

MODO DE PREPARO

Misture em uma panela o vinagre com a água, o sal e o açúcar. Mexa e acrescente os vegetais. Cozinhe em fogo brando. Quando começar a ferver, cozinhe os vegetais por um minuto.

Deixe esfriar os vegetais no líquido de cozimento. Coloque os vegetais em frascos esterilizados e depois cubra-os com o líquido. Feche o frasco hermeticamente.

Deixe descansar pelo menos por um dia antes de consumir.

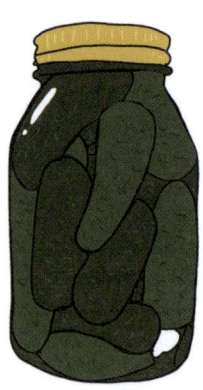

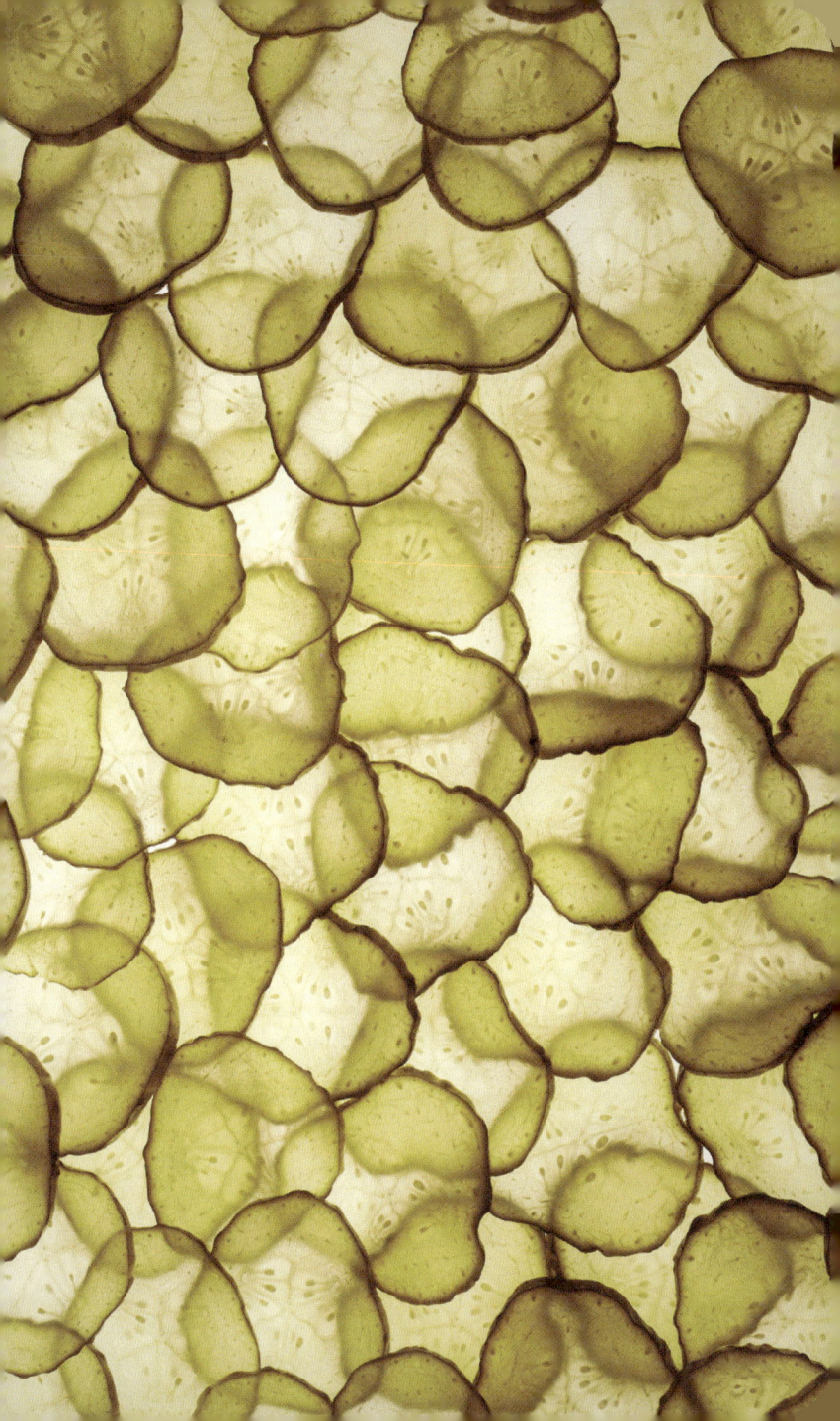

Como fazer a salada perfeita?

Como qualquer outra obra edilícia, as saladas são construídas de baixo para cima, e ainda que os ingredientes possam variar, em geral há seis elementos que precisam ser considerados: uma base, um ingrediente suave, um ingrediente crocante, algo inesperado, uma proteína e um tempero.

✓ Base

Esse vai ser o colchão sobre o qual colocaremos as demais coisas. Geralmente, não procuramos que tenha um sabor dominante, porque é o ingrediente que vai em maior proporção. Aqui são incluídas as folhas verdes, as massas, os grãos macios e até os chips de tortilha, no caso de elaborar essa salada lendária.

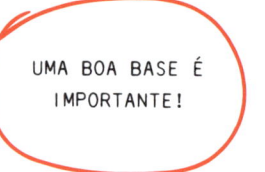

UMA BOA BASE É IMPORTANTE!

✓ Algo suave

Um ingrediente macio fará com que os sabores se unam melhor e, consequentemente, isso vai ser sentido na nossa boca. Neste caso, estamos falando dos ingredientes que deixam sua marca sobre outros, como o abacate, o tomate, as azeitonas e os queijos de todo o tipo.

✓ Algo crocante

Acrescentar um ingrediente crocante vai fazer com que a salada fique interessante na sua boca. Como uma música, quando chega a parte do refrão, fazendo com que você queira continuar escutando, ou melhor dizendo, comendo. Por exemplo, você pode acrescentar *croutons* (veja receita na página 23), cenoura ralada grossa, rodelas de pepino, sementes ou maçã em cubos.

✓ Algo inesperado

As saladas não são uma exceção. Aproveite para brincar e acrescentar um toque que diferencie suas saladas das demais. Aqui você pode se divertir provando vegetais em conserva, ervas, frutas secas, queijos cremosos, chips de bacon, homus e até fruta fresca!

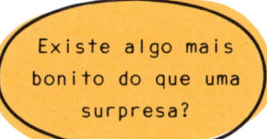

Existe algo mais bonito do que uma surpresa?

✓ Alguma proteína

Aqui é onde se divide o mundo entre os que não comem tal ou qual elemento de cada grupo. Por isso, desenvolvemos um índice que atenda a todos. As opções de proteínas são infinitas: frango (e aves em geral), carne, tofu, peixe, nozes, quinoa, legumes ou ovos e, se você quiser, até frios.

Todos esses alimentos oferecem variedade de nutrientes e volume.

✓ Um tempero

Para nós, o tempero é mais do que uma mistura de ingredientes que vem a dar um sabor a nossa salada.
É o encarregado de unir os sabores e levar umidade aos ingredientes mais secos.

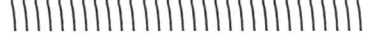

Traga seus vegetais de volta à vida

Quando uma cenoura estiver à beira da morte ou um pimentão triste estiver esperando sozinho na geladeira (que ainda não tenha apodrecido!), você sempre pode untá-lo com um pouco de azeite de oliva, assá-lo e usá-lo como base para um molho ou tempero.

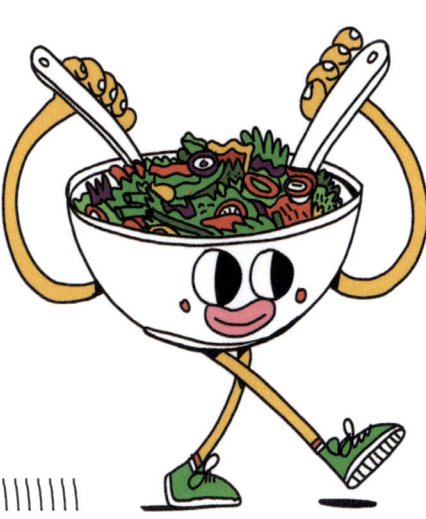

Os segredos da montagem

MISTURE BEM

Misture sua salada "seca" antes de temperá-la, para que nada murche ou amoleça. Monte-a em camadas em uma tigela pouco profunda ou em um prato semi fundo.

TEMPERE

Esqueça de usar talheres de salada quando estiver misturando, é melhor fazer isso com cuidado usando as mãos sempre de baixo para cima. Não faça isso em grandes quantidades! Tempere só a porção que você sabe que irá comer porque quando for temperada, não vai poder ser guardada.

OS OLHOS TAMBÉM QUEREM A PARTE DELES

Quando você servir a salada, tenha em conta todos os ingredientes. A salada deve ser natural, vibrante e atrativa. Considere texturas, cores e a estética geral no momento de colocá-la em uma tigela.

THE 50 BEST SALADAS

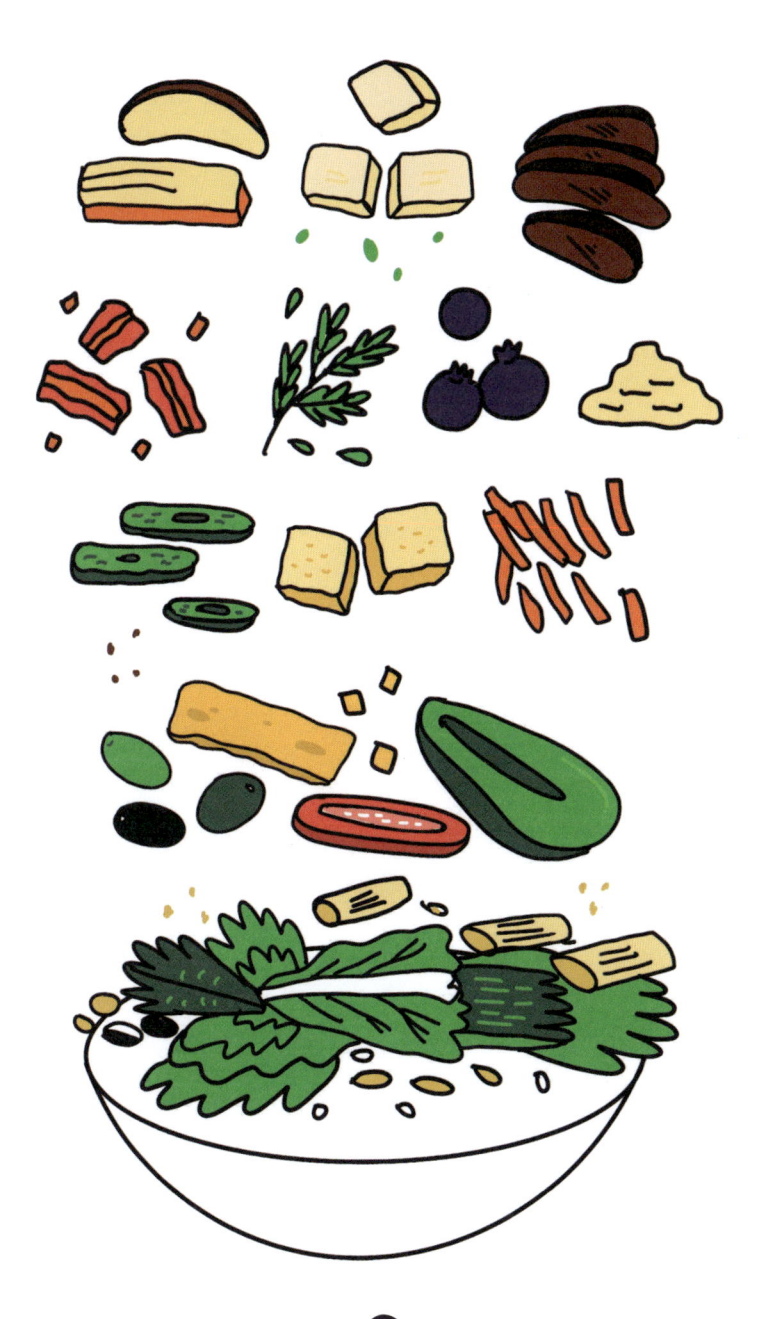

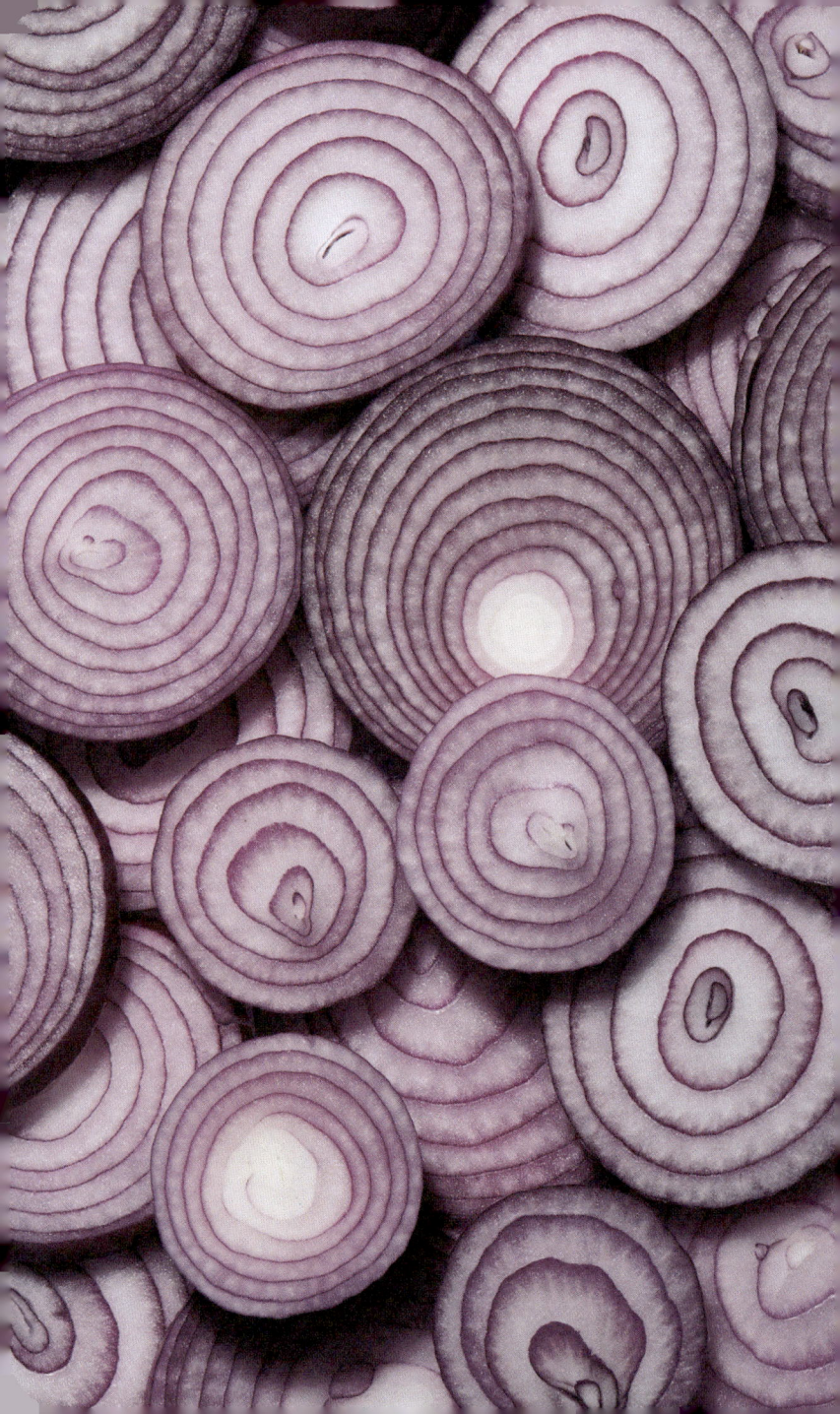

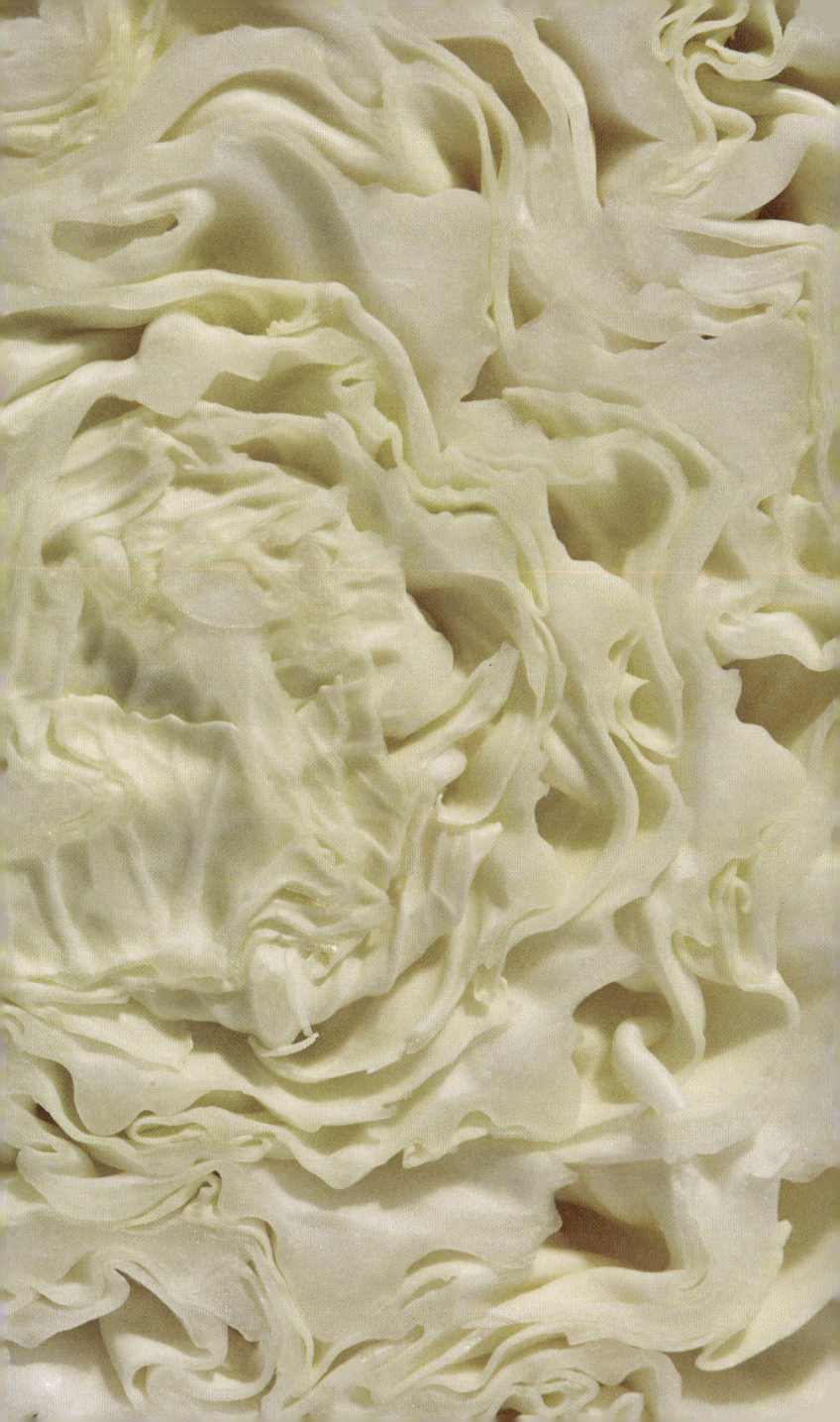

Salada shieldzini

Não requer cozimento

Mais conhecida como salada japonesa de pepinos. A palavra *sunomo* é traduzida do idioma nippon como "coisa avinagrada". Lá, os pepinos são chamados de *yuri yuri*, são pequenos e não contêm sementes.

INGREDIENTES

2 pepinos
1 pimenta-jalapenho
2 dentes de alho
1 cebola
3 colheres (sopa) de suco de limão
3 colheres (sopa) de azeite
¼ colher (café) de pimenta em pó
Pimenta-do-reino moída, a gosto
½ colher (café) de sal
4 colheres (de sopa) de coentro

Modo de Preparo

Corte os pepinos em rodelas finas. Misture em uma tigela os pepinos com a pimenta-jalapenho sem sementes e picada, os dentes de alho finalmente picados e a cebola cortada fina em juliana. Tempere com o suco de limão, o azeite, a pimenta moída, a pimenta-do-reino e o sal. Acrescente o coentro bem picado. Reserve na geladeira por 2 horas.
Mexa antes de servir.

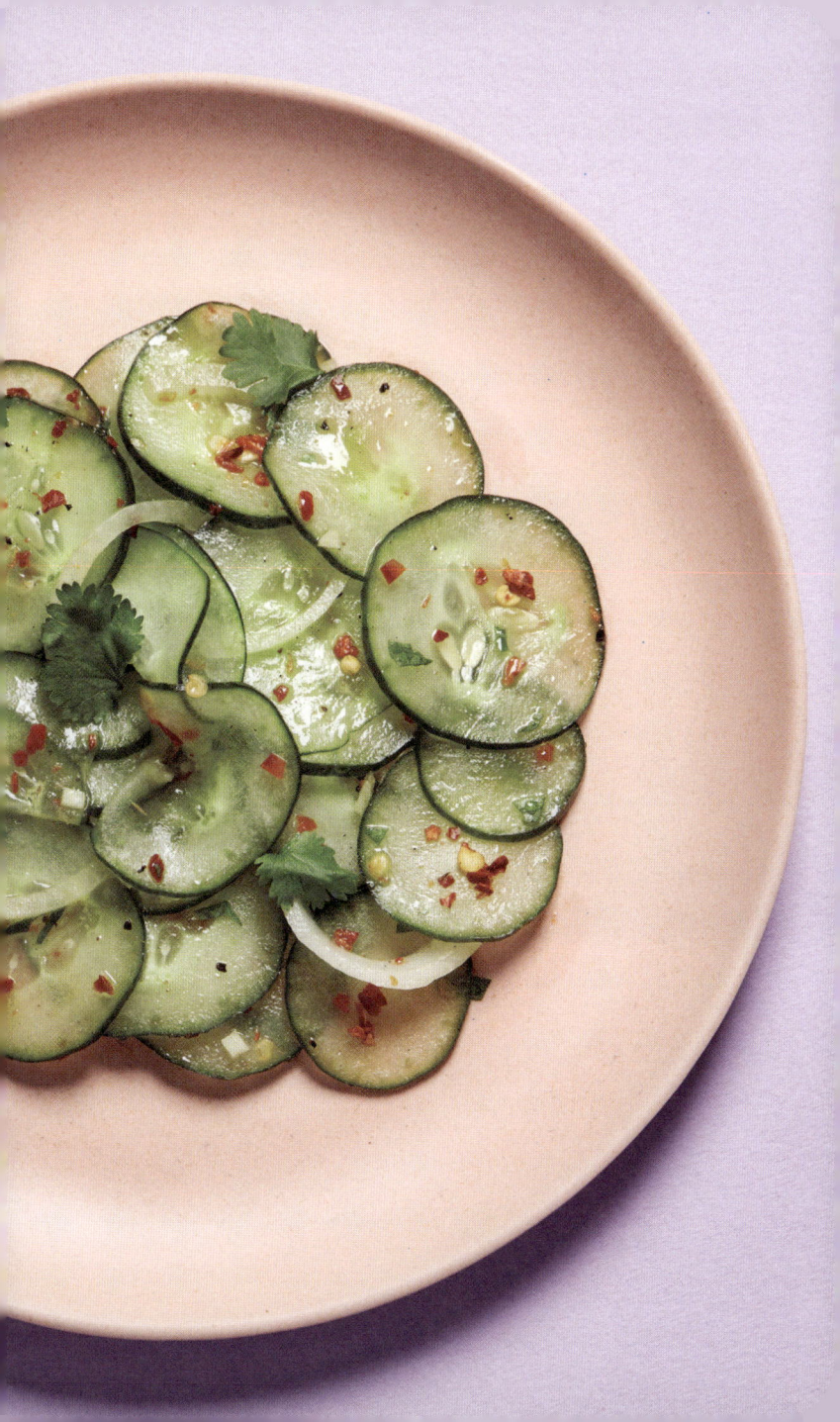

Tabule

Requer cozimento

Nas famílias árabes, esta salada é considerada um *mezze*, prato pequeno que é servido no centro da mesa e se come como aperitivo juntamente com outras delícias, como o homus e o *babaganoush*.

INGREDIENTES

½ xícara de trigo para quibe
4 tomates
1 pepino
1 xícara de salsinha
⅓ de xícara de hortelã
4 ramos de cebolinha
4 colheres (sopa) de suco de limão
4 colheres (sopa) de azeite de oliva
Sal, a gosto

Modo de Preparo

Enxague bem o trigo para quibe em uma peneira ou escorredor, até que a água saia limpa. Coloque-o em um recipiente e cubra-o com água morna por 40 minutos, até que esteja al dente. Escorra bem e deixe descansar por 5 minutos. Depois, acrescente um fio de azeite de oliva e mexa com um garfo.

Corte os tomates em cubos bem pequenos e deixe escorrer o líquido em uma peneira ou escorredor por alguns minutos. Misture os tomates com o pepino cortado em cubos pequenos e a salsinha, a hortelã e as cebolinhas finalmente picados.

Acrescente o trigo para quibe e tempere com sal, suco de limão e azeite de oliva. Mexa. Recomenda-se deixar a salada descansar fechada na geladeira por 30 minutos antes de consumir.

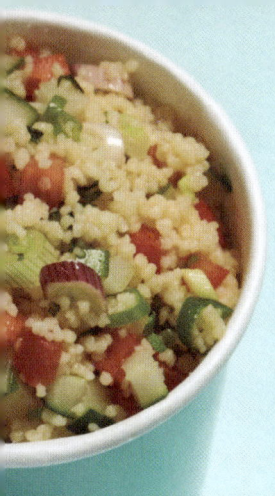

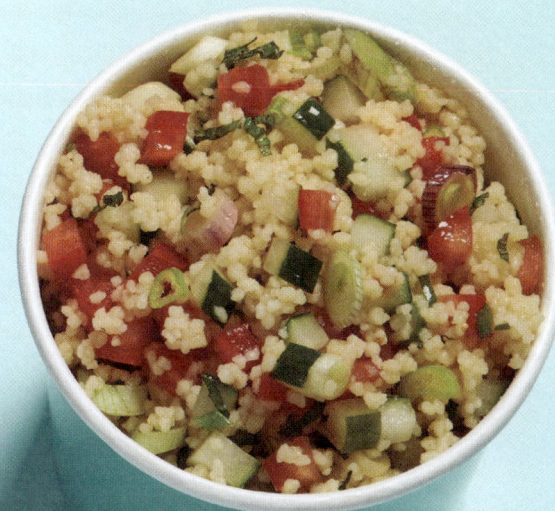

→ AS MIL E UMA NOITES
Não precisa de muito para surpreender seus amigos com uma noite árabe. Como este, há outros pratos muito simples de preparar. E, se além disso, você tiver um narguile, melhor ainda.

Salada de sushi

Requer cozimento

É claro que amamos sushi, mas para comê-lo quase sempre temos que recorrer ao delivery, certo? Para comê-lo em casa, uma das maneiras mais fáceis e deliciosas de prepará-lo é em forma de salada. Gostoso, estiloso... E você não precisa ser um sushiman!

INGREDIENTES

150 g de arroz koshihikari (de sushi)
1 pitada de açúcar
1 colher (de café) de vinagre de arroz
2 filés de salmão
1 cenoura grande
1 maço de rabanetes
1 cm de gengibre
½ pepino
4 colheres (de sopa) de repolho roxo em picles
1 colher (sopa) de molho de soja
1 colher (de café) de sementes de gergelim

Modo de Preparo

Lave bem o arroz até que a água saia limpa. Coloque-o em uma frigideira e acrescente a mesma quantidade de água que de arroz. Tampe a frigideira e cozinhe por 2 minutos em fogo médio. Baixe o fogo para o mínimo e mantenha o cozimento por uns 13 minutos. Retire do fogo e deixe o arroz descansar na frigideira tampada por 10 minutos.

Acrescente o açúcar e o vinagre de arroz, tampe e deixe descansar por 5 minutos. Para grelhar o salmão, coloque-o em uma frigideira quente por uns minutos dos dois lados. Corte a cenoura, os rabanetes, o gengibre e o pepino em lâminas finas. Neste passo é possível usar um ralador mandolin.

Sirva o arroz acompanhado do salmão grelhado, a cenoura, os rabanetes, o gengibre, o pepino e o repolho. Tempere com molho de soja e polvilhe com sementes de gergelim

SUBSTITUIÇÃO
troque o salmão grelhado por outros peixes para sushi, como atum ou salmão cru.

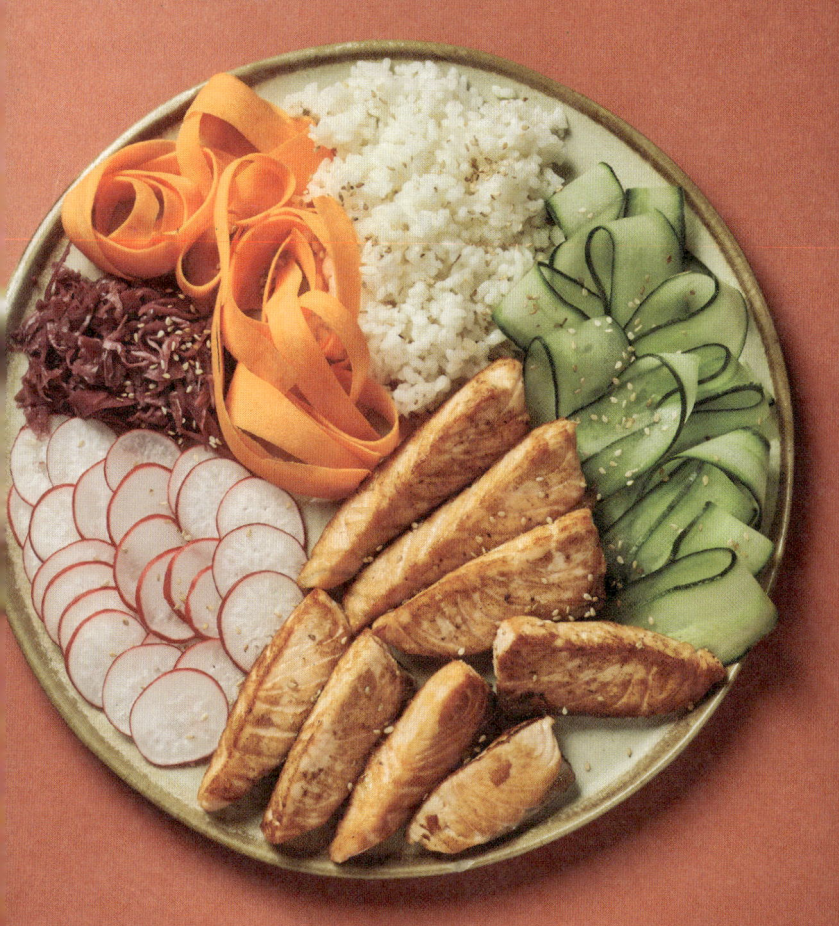

Salada de tacos

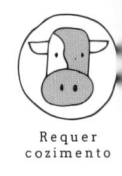

Requer cozimento

A salada de tacos se tornou popular no Texas durante a década de sessenta por combinar muitos dos ingredientes clássicos da cozinha Tex-Mex.
Apesar de ser uma "salada", nós te avisamos que pode ter a mesma quantidade ou mais de calorias que um Big Mac.

INGREDIENTES

1 maço de alface *iceberg* ou crespa
1 xícara de tomate
1 xícara de feijão preto cozido
$1/3$ de xícara de ervilha cozida (ou em lata)
1 xícara de queijo ralado
Nachos, a gosto

Para cozinhar a carne
300 g de carne moída
1 colher (sopa) de pimenta guindilha moída
1 colher (café) de cominho
1 colher (café) de sal
½ colher (café) de alho em pó
½ colher (sopa) de cebola em pó
½ colher (café) de páprica
½ colher (café) de orégano
½ colher (sopa) de azeite
½ xícara de água

Modo de Preparo

Em uma tigela misture a carne moída com todos os temperos de forma que fiquem bem distribuídos. Esquente uma frigideira grande com um pouco de azeite e acrescente a carne. Cozinhe em fogo médio-alto por uns 10 minutos, mexendo de vez em quando. Acrescente a água e deixe que pare de ferver. Tire do fogo e tampe.

Para a salada, misture em uma tigela a alface cortada em juliana com o tomate em cubos, o feijão preto e a ervilha. Acrescente a carne, o queijo ralado e os nachos. Sirva.

O QUE É TEX-MEX?
É a fusão da cozinha do México com a do Texas (Estados Unidos), um subtipo de cozinha do sudeste americano.

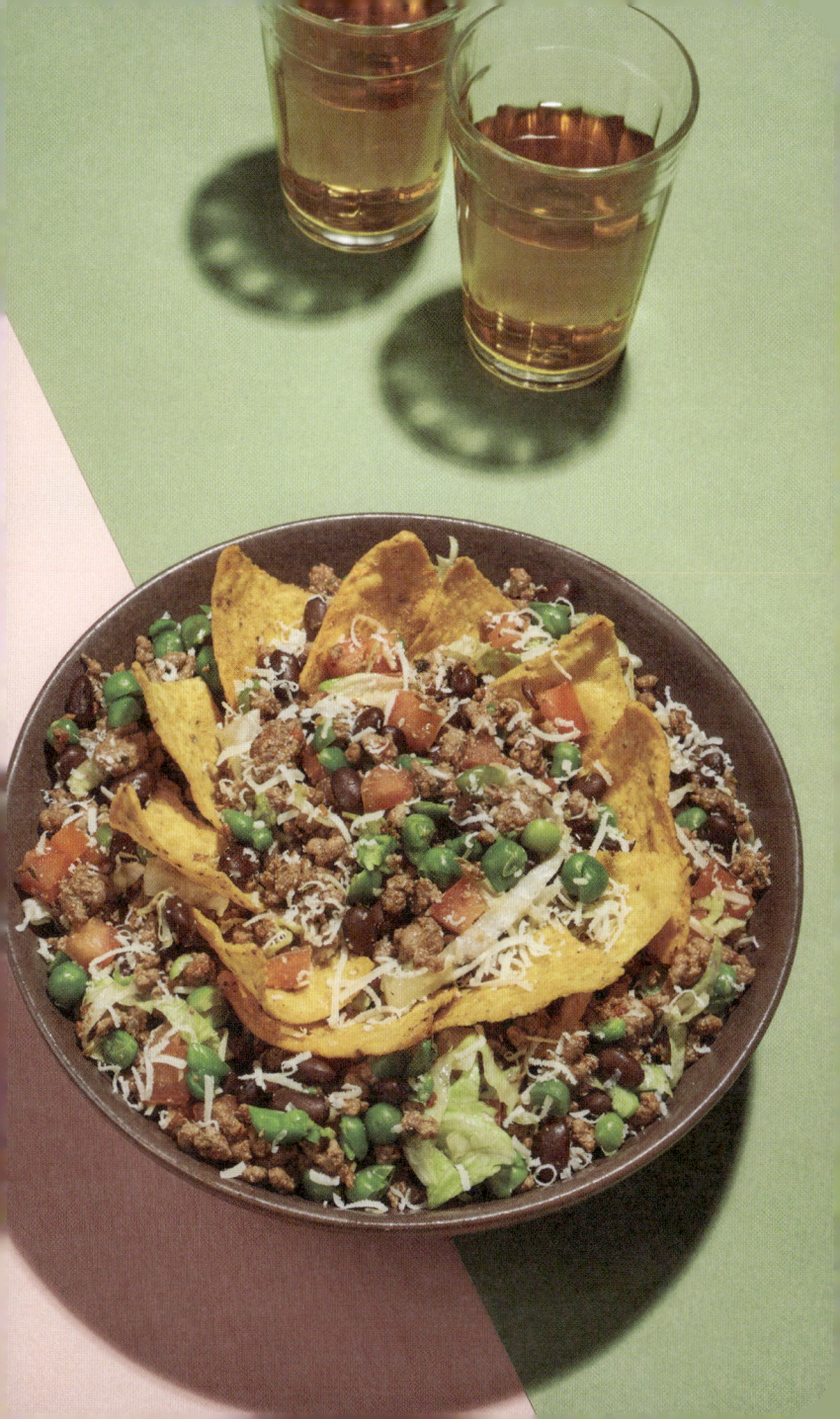

Salada chinesa de frango e tangerina

Requer cozimento

Apesar de muitos chamarem de salada chinesa de frango, foi criada nos Estados Unidos e pouco tem a ver com a China. Sobretudo, porque os habitantes desse país não costumam comer salada, mas vegetais cozidos... Ops!

INGREDIENTES

2 xícaras de alface crespa
1 xícara de peito de frango
1 xícara de tangerina (mexerica)
½ xícara de cenoura
⅓ xícara de cebolinha
¼ de xícara de amêndoas
1 xícara de macarrão ramen

Para o tempero
¼ de xícara de vinagre de arroz
2 colheres (sopa) de mel
1 colher (sopa) de azeite de gergelim
1 colher (sopa) de molho de hoisin
2 colheres (sopa) de molho de soja
1 colher (café) de gengibre em pó
1 dente de alho picado
¼ de xícara de azeite de oliva ou girassol

Modo de Preparo

Misture em uma tigela grande a alface lavada e o repolho roxo cortados em tiras finas, o peito de frango cozido e desfiado, as tangerinas (mexericas) descascadas, a cenoura ralada, a cebolinha picada, as amêndoas descascadas e o macarrão ramen quebrados.

Para o tempero, misture o vinagre com o mel, o azeite de gergelim, o molho hoisin, o molho de soja, o gengibre e o alho. Misture e acrescente o azeite de oliva distribuindo em fio enquanto vai misturando.

Acrescente o tempero à salada e sirva imediatamente.

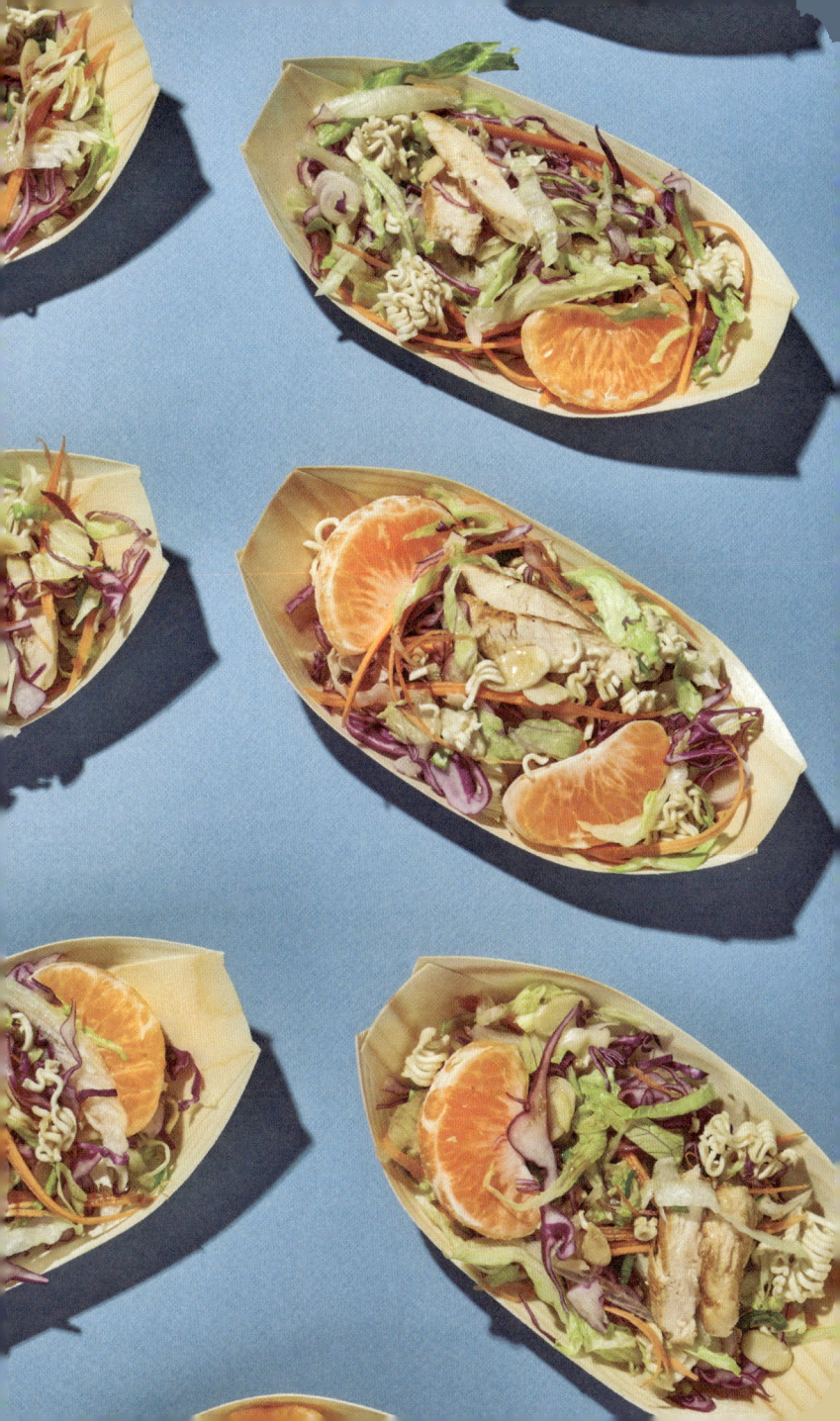

Salada de capeletti

Requer cozimento

Tanto em Bolonha como Modena, cidades italianas da região Emília-Romanha, reclamam do título desta invenção. Esta massa recheada em forma de anel também é conhecida como *ombelico di venere*, porque de acordo com uma lenda antiga representava o umbigo de Vênus.

INGREDIENTES

400 g de capeletti
½ xícara de tomates secos
½ xícara de espinafre baby
¼ de xícara de queijo parmesão ralado

Para o tempero
¼ de xícara de azeite de oliva
2 colheres (sopa) de vinagre balsâmico
½ colher (café) de mel
Sal e pimenta-do-reino moída, a gosto

Modo de Preparo

Cozinhe os capelettis em uma panela com bastante água fervente e sal. Quando alcançar o ponto al dente, escorra. Reserve.

Para o tempero, misture bem os ingredientes com um batedor. Reserve na geladeira.

Hidrate os tomates secos em água fervente por pelo 10 minutos. Escorra a água e corte os tomates hidratados em tiras pequenas.

Misture em uma tigela grande os espinafres baby limpos e escorridos junto com os tomates secos hidratados e a massa cozida.

Tempere com a mistura e sirva com queijo parmesão ralado.

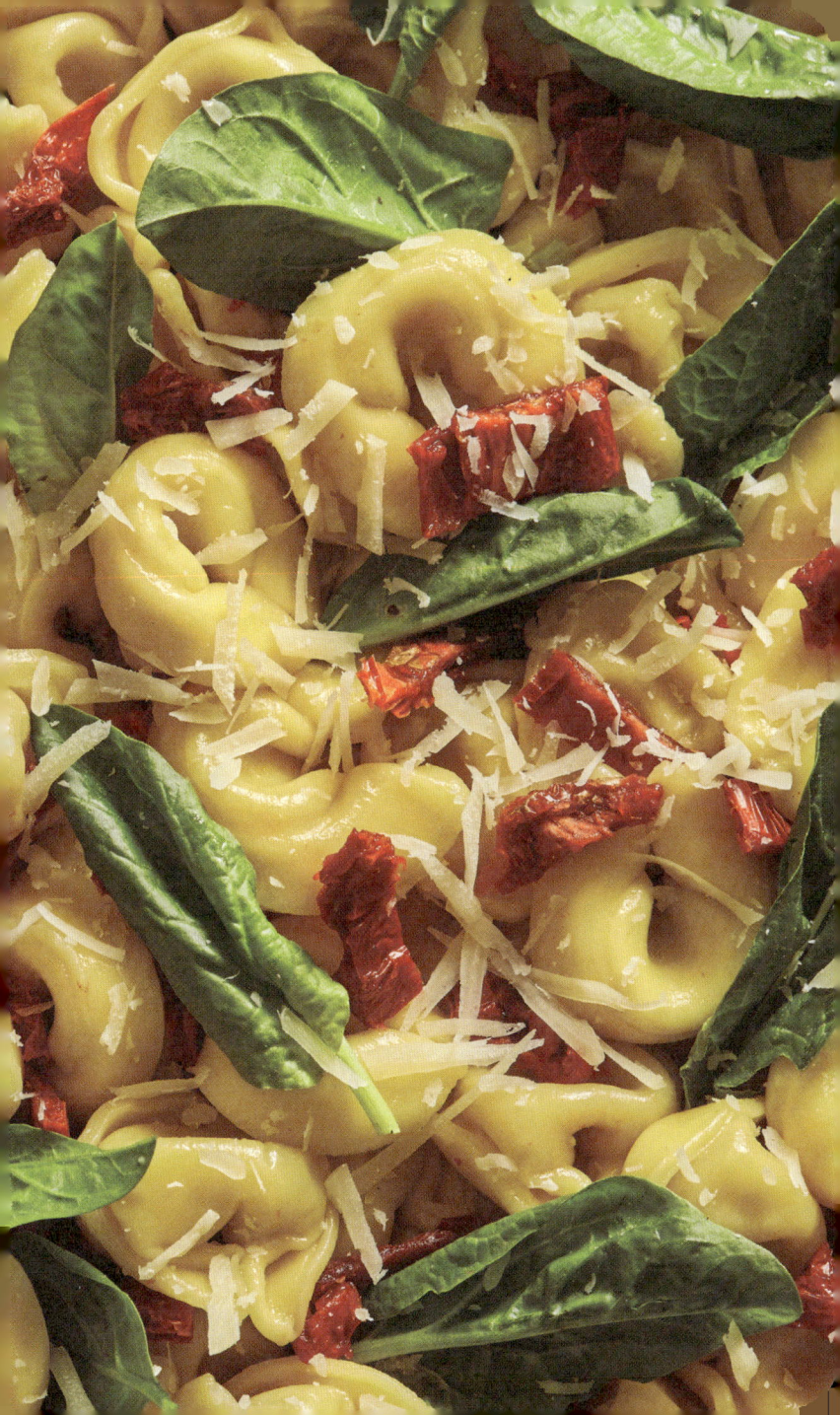

Hindú de pera e pepino

Requer cozimento

Esta receita fresca e especial é proveniente do norte da Índia, onde a maior parte da população é vegetariana.

INGREDIENTES

2 colheres (de café) de sementes de cominho
4 peras
1 colher (de sopa) de suco de limão
1 pepino
2 colheres (sopa) de iogurte natural
1 colher de maionese
1 colher (café) de sementes de mostarda
½ colher (café) de sal
1 colher (café) de açúcar
½ colher (café) de pimenta chili em pó

Modo de Preparo

Em uma frigideira quente, refogue as sementes de cominho por um minuto ou até que escureçam e soltem seu aroma. Passe as sementes para um prato e deixe-as esfriar.

Descasque as peras e tire as sementes, corte-as em lâminas, passe-as para uma tigela e tempere com o suco de limão.

Corte o pepino em rodelas finas. Coloque-o em uma tigela com as peras e misture.

Com a ajuda de um moedor, moa as sementes de cominho. Misture o iogurte com a maionese e acrescente as sementes de mostarda, o sal, o açúcar, a pimenta chili em pó e as sementes de cominho.

Misture bem e tempere a salada. Sirva imediatamente.

O molho com cominho é opcional. Se não quiser ligar o fogo, você pode temperar diretamente com o iogurte, a maionese e as especiarias que você preferir.

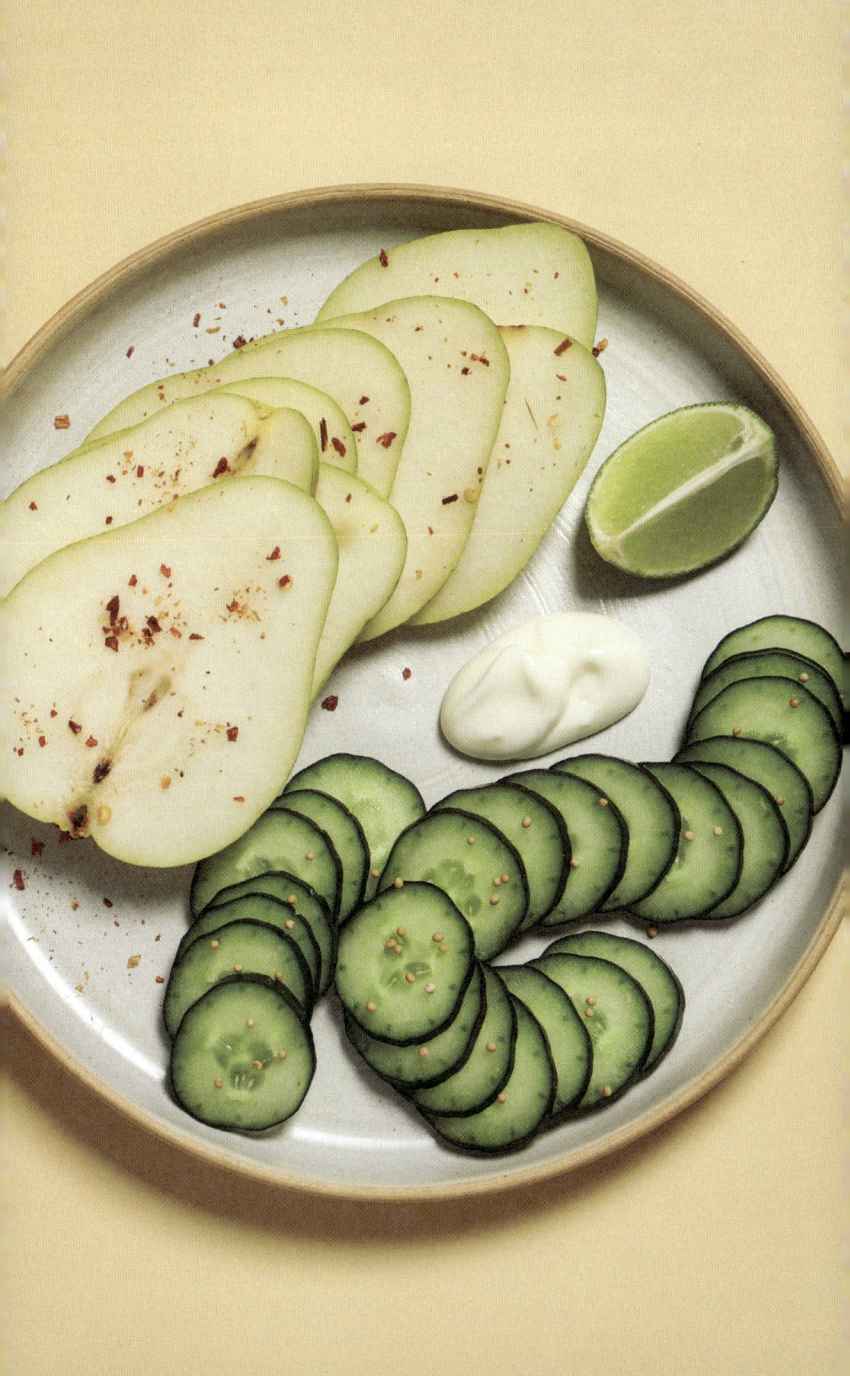

Salada larb

Requer cozimento

Esta receita de Laos e do norte de Tailândia tem como ingrediente principal a carne moída bovina, frango, carne suína ou de búfalo. Por isso, seu nome quer dizer "misturar" ou "combinar". Tradicionalmente, é consumida nos casamentos para simbolizar a feliz combinação dos recém-casados.

INGREDIENTES

1 colher (sopa) de azeite de oliva
450 g de carne suína
1 pitada de açúcar
1 colher (sopa) de molho de peixe
Suco de 1 limão
1 pimenta vermelha
3 ramos de cebolinha
3 chalotas ou cebolas
½ xícara de folhas de hortelã
¼ xícara de folhas de coentro

Modo de Preparo

Esquente uma frigideira wok em fogo alto, assim que começar a sair fumaça acrescente o azeite de oliva e a carne suína picada. Cozinhe até que essa carne suína esteja dourada. Acrescente o açúcar, o molho de peixe e o suco de limão.

Cozinhe por um minuto mais e acrescente a pimenta, as chalotas e a cebolinha picadas. Acrescente a hortelã e o coentro. Continue o cozimento por uns minutos mais e prove o tempero.

Pode ser acompanhada por arroz glutinoso, arroz jasmim ou folhas de alface.

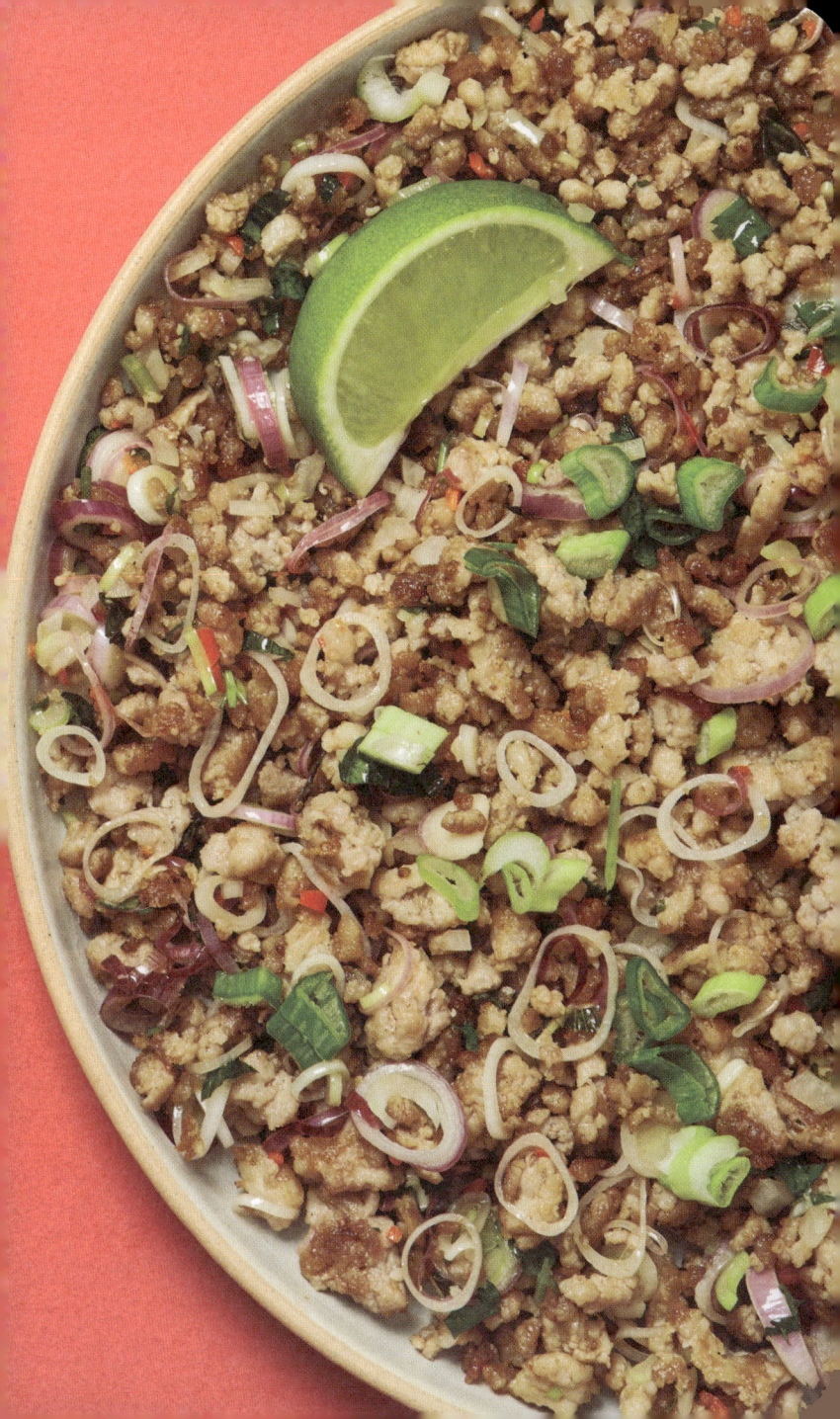

Salada picante do Nepal

Requer cozimento

Esqueça da típica salada de batatas e dê um toque nepalês. Este clássico da cozinha do Nepal contém um pouco de pimenta na batata que é um dos principais alimentos desta nação.

INGREDIENTES

450 g de batatas
1 pepino
1 cebola roxa
3 colheres (sopa) de sementes de gergelim
Suco de 1 limão
½ xícara de folhas de coentro
½ xícara de folhas de hortelã
Sal, a gosto

Para o tempero
1 pimenta verde fresca
4 colheres (sopa) de azeite de oliva
1 colher (café) de açafrão
½ colher (café) de cominho
1 colher (café) de pimenta chili moída

Modo de Preparo

Para o tempero, refogue a pimenta verde picada em uma frigideira quente com azeite de oliva. Assim que ficar corada, acrescente o cominho, o açafrão e a pimenta chili moída. Mexa bem, cozinhe por uns minutos e tire do fogo. Deixe que fique em temperatura ambiente antes de servir. Descasque as batatas, lave-as e corte-as em cubos. Cozinhe as batatas em água fervente com sal até que fiquem macias, mas sem desmanchar. Para que não fiquem passadas, acrescente um pouco de vinagre na água. Assim que estiverem prontas, escorra a água e deixe-as esfriar. Descasque o pepino, corte de comprido e tire as sementes. Corte-o em bastonetes, passe os pepinos em uma peneira e coloque uma pitada de sal. Deixe drenar durante 20-30 minutos. Lave com água e escorra bem para retirar o excesso de água. Corte a cebola roxa em juliana fina e deixe de molho em uma tigela com água. Mantenha por alguns minutos, descarte a água e deixe escorrer o excesso. Refogue as sementes de gergelim em uma frigideira quente até que estejam douradas. Reserve. Para montar a salada, misture as batatas com o suco de limão, o pepino e a cebola roxa. Tempere com a mistura, as sementes de gergelim e as folhas de hortelã e coentro picadas.

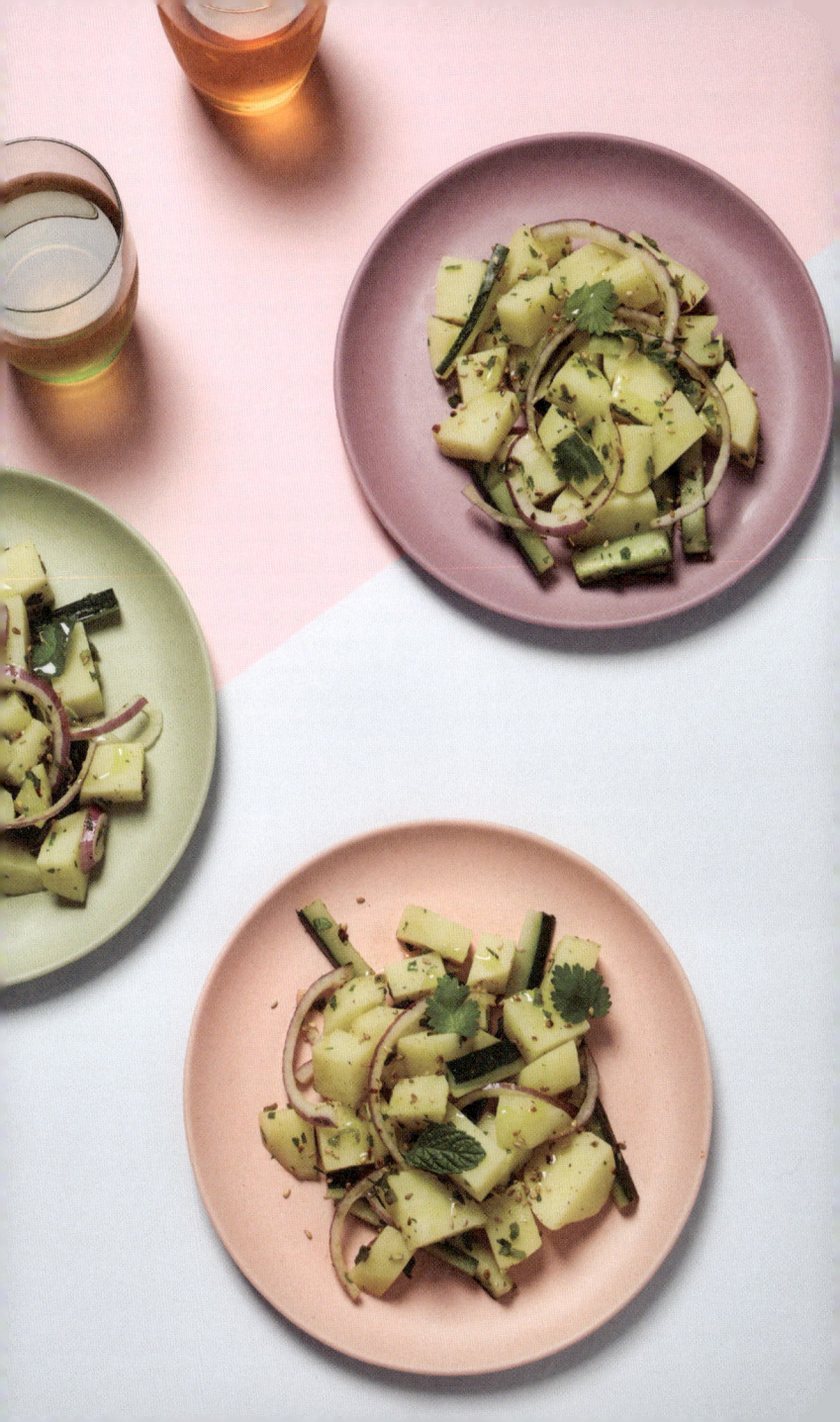

Salada italiana com massa

Requer cozimento

Esta é a salada eternamente versátil. Aqui está nossa receita favorita, mas tente acrescentar seus vegetais e queijos preferidos a essa mistura.

INGREDIENTES

450 g de macarrão gravatinha
250 g de tomates cereja
1 chalota
1 xícara de muçarela de búfala
3 colheres (sopa) de salsinha
½ xícara de azeitonas pretas (opcional)
Sal e pimenta, a gosto

Modo de Preparo

Cozinhe a massa em uma panela com bastante água fervente e sal. Assim que a massa estiver al dente, mantenha o cozimento por mais alguns minutos, escorra e esfrie embaixo de água corrente fria. Reserve.

Limpe os tomates e corte-os ao meio. Descasque a chalota e pique-a. Coloque os vegetais em uma tigela grande. Acrescente a muçarela de búfala.

Tempere com a salsinha picada, sal e pimenta. Coloque a massa, as azeitonas sem caroços e em rodelas e misture bem. Prove os temperos e sirva.

✕ DICA QUENTE

Esta vai ser a única vez que iremos te pedir que cozinhe demais a massa. A massa al dente é o melhor ponto para comê-la quente, mas quando você faz salada de massas frias, é melhor cozinhar a massa uns dois minutos a mais para melhorar a textura.

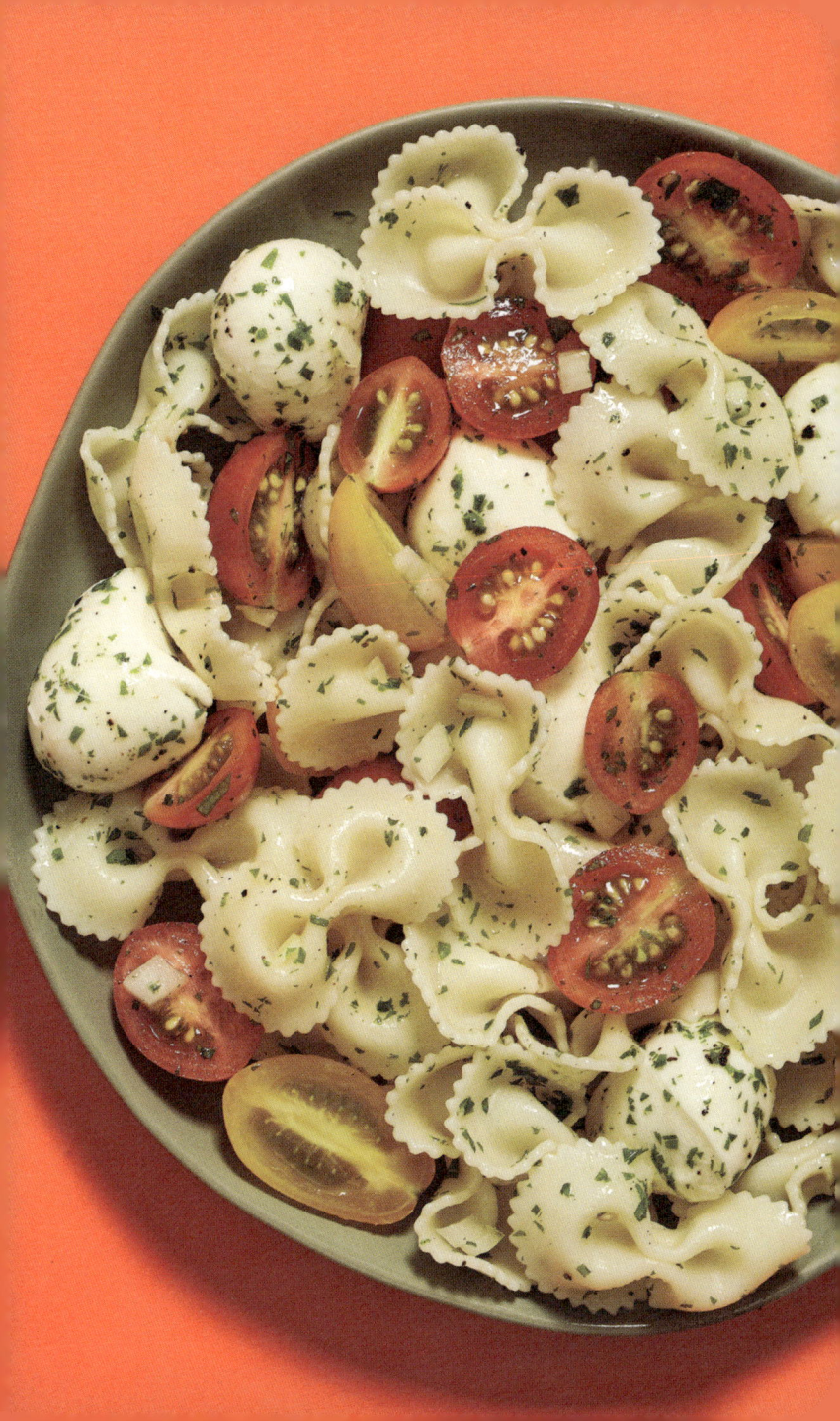

Salada israelense

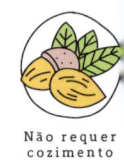

Não requer cozimento

Esta salada está intimamente ligada aos seus parentes: *salat katzutz* (salada picada), *salat arabi* (salada árabe) e *salat yerakot*. Em Israel, o tempero de oliva e limão pode variar contendo sumagre (sumac), tahine ou iogurte.

INGREDIENTES

1 tomate
½ pepino
½ cebola roxa
Salsinha (opcional)
1 colher (sopa) de suco de limão
Azeite de oliva
Sal e pimenta, a gosto

Modo de Preparo

Corte o tomate em cubos pequenos. Corte o pepino ao meio e em tiras compridas. Tire as sementes com a ajuda de uma colher e corte-o em cubos pequenos. Pique bem a cebola. Misture todos os vegetais em uma tigela grande.

Antes de servir, tempere com sal, pimenta, suco de limão e azeite de oliva.

No Oriente Médio é comum que esta salada acompanhe o falafel e o shawarma.

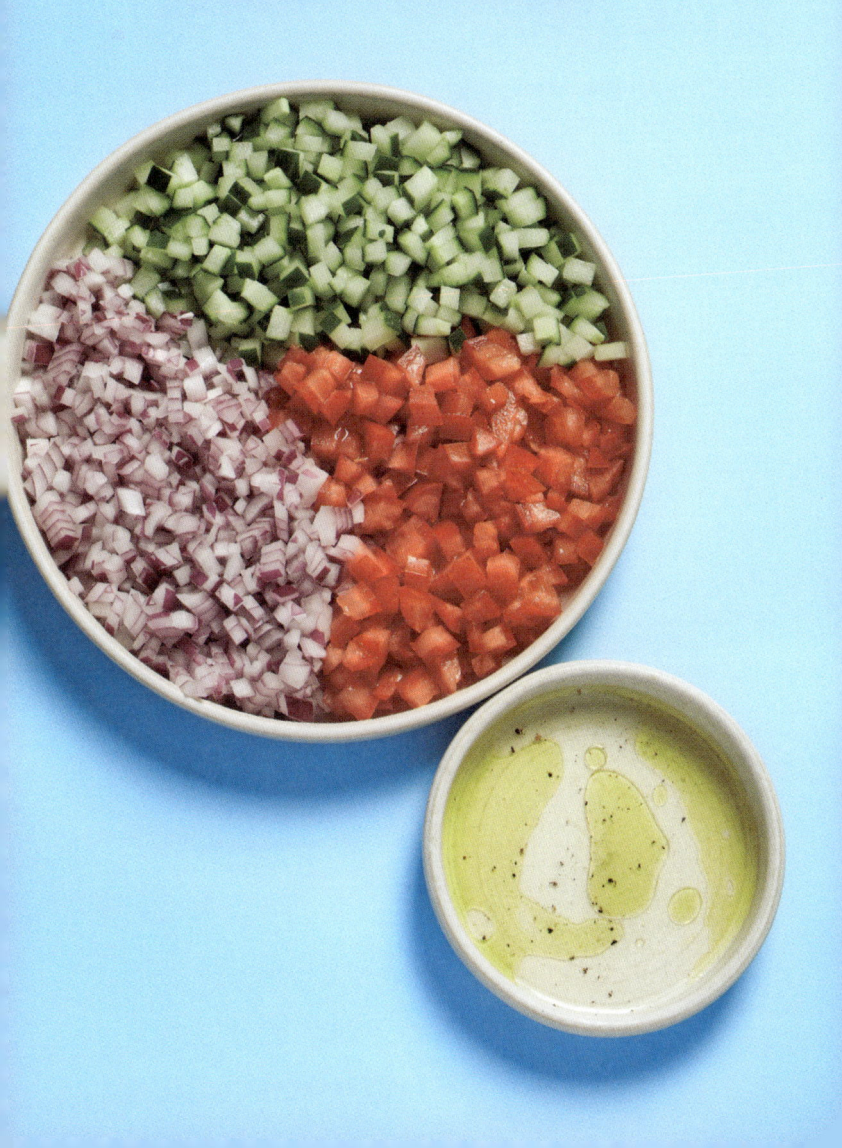

Salada vietnamita gòi gà

Requer cozimento

O que obtemos quando combinamos salada de frango com coleslaw no Vietnã? A *gòi gà*. Esta salada está carregada de um molho apimentado que leva os ingredientes mais característicos da cozinha vietnamita, como são o vinagre de arroz, o molho de peixe, o açúcar e o limão. Neste país, *gòi* significa "salada" e *gà* "frango".

INGREDIENTES

250 g peito de frango
2 xícaras de repolho roxo
110 g de brotos de soja
1 cenoura
½ xícara de folhas de hortelã
½ xícara de folhas de coentro
4 chalotas
1 dente de alho
1 pimenta vermelha fresca
½ xícara de amendoim torrado

Para o molho
2 colheres (sopa) de vinagre de arroz
2 colheres (sopa) de molho de peixe
2 colheres (sopa) de açúcar
Suco de 2 limões

Modo de Preparo

Para o molho, misture todos os ingredientes em uma tigela ou em um frasco com tampa e reserve.

Para o frango, cozinhe-o com um caldo de legumes fervendo por uns 15-20 minutos. Deixe esfriar e desfie-o frio com a ajuda de um garfo.

Para a salada, misture em uma tigela grande o repolho roxo cortado bem fininho, os brotos de soja lavados, a cenoura descascada e ralada, as folhas de hortelã e de coentro, as chalotas cortadas em juliana fina, o dente de alho finamente picado e a pimenta vermelha em rodelas finas.

Junte o frango com o amendoim torrado. Misture bem e tempere com o molho.

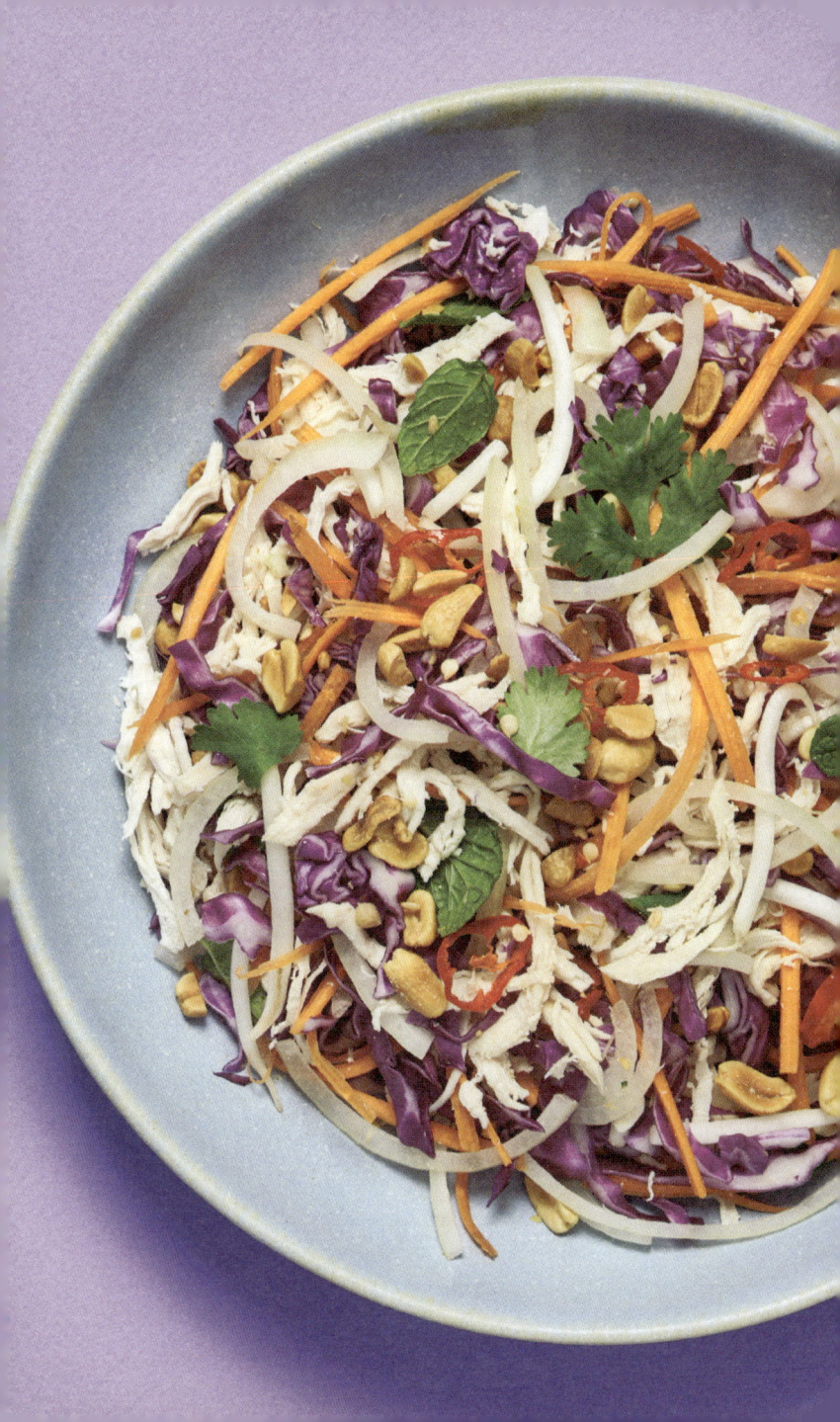

Salada de farro

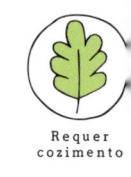

Requer cozimento

Este grão antigo, muito popular na Itália, é proveniente da Mesopotâmia. Também conhecido como "o trigo do faraó", foi encontrado nos sarcófagos dos reis egípcios e sua fama se consolidou através da história por ter sustentando as legiões romanas.

INGREDIENTES

1 xícara de farro ou cevada cozida
2 xícaras de rúcula
½ xícara de tomates cereja
½ xícara de amêndoas
120 g de queijo fetta
100 g de azeitonas pretas sem caroços

Para o tempero
¼ de xícara de azeite de oliva
3 colheres (sopa) de suco de limão
Sal e pimenta, a gosto

Modo de Preparo

Para o tempero, misture bem todos os ingredientes e reserve na geladeira.

Lave a rúcula e escorra bem. Corte os tomates cerejas limpos ao meio. Coloque as amêndoas em uma frigideira quente e torre-as por alguns minutos para ressaltar o sabor. Pique o queijo fetta.

Misture em uma tigela grande a cevada cozida com a rúcula, os tomates cerejas, as amêndoas torradas, o queijo fetta e as azeitonas pretas cortadas em rodelas.

Tempere com a mistura e sirva.

✕ SAUDÁVEL

O farro é uma excelente fonte de fibra, proteína e magnésio. Vale a pena usá-lo para substituir outros grãos refinados como o arroz branco.

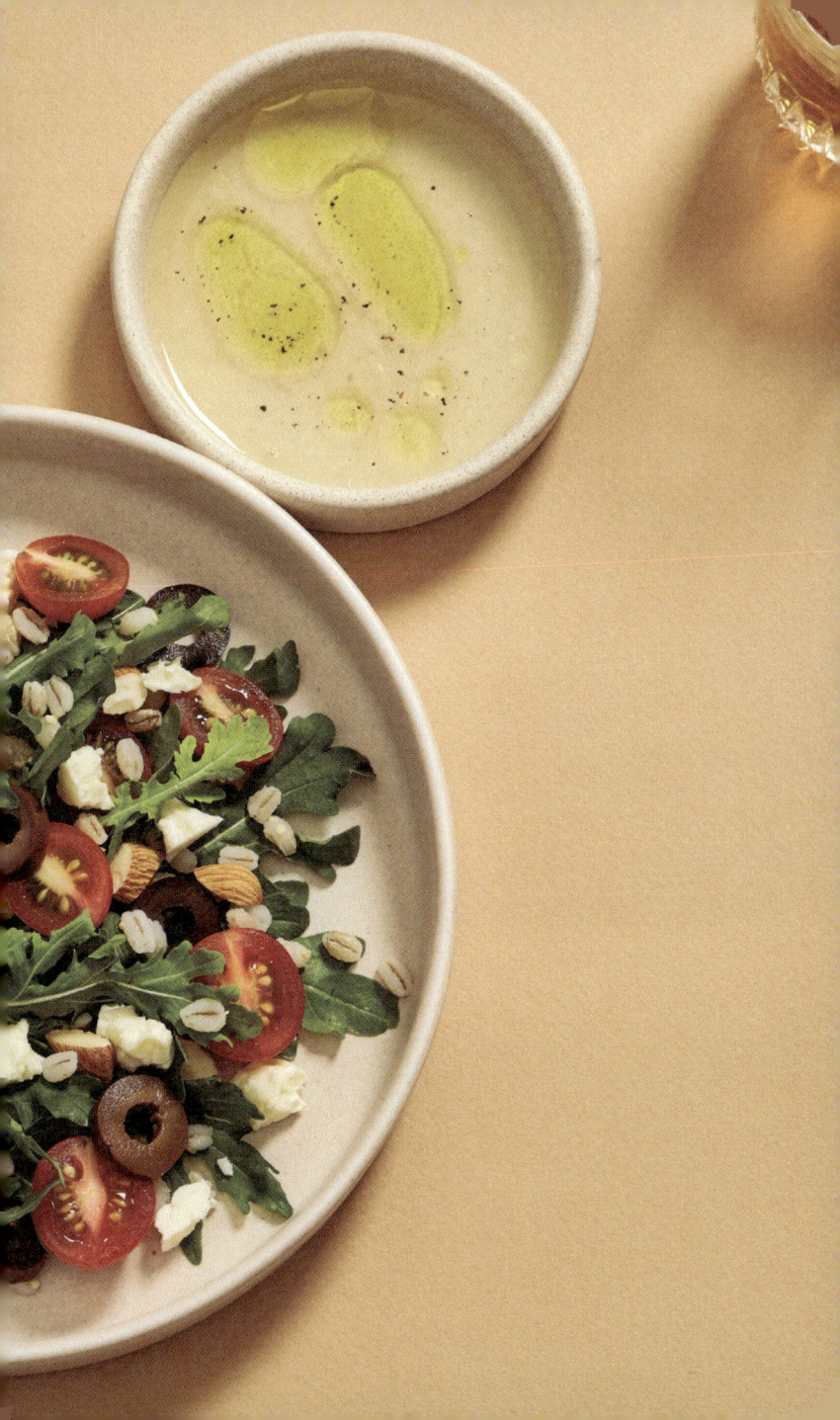

Caprese

Não requer cozimento

O nome desta salada deriva da sua suposta procedência da ilha de Capri. Dizem que nasceu quando um pedreiro patriota combinou três ingredientes honrando a bandeira italiana. Entretanto, os registros oficiais afirmam que sua aparição foi a partir do século XX, quando Filippo Tommaso Martinetti organizou um jantar futurista no Grande Hotel Quisisana. O poeta se opunha à cozinha tradicional de sua terra e estava procurando algo com poucos ingredientes e à altura dos seus versos. Com a salada caprese, conseguiu.

INGREDIENTES

3 tomates (vermelhos e amarelos)
1 almôndega ou muçarela
1 xícara de folhas de manjericão frescas
Vinagre balsâmico a gosto
Azeite de oliva
Sal e pimenta, a gosto

Modo de Preparo

Corte os tomates limpos e o queijo em rodelas. Coloque em uma forma intercalando rodelas de tomate, queijo e folhas de manjericão.

Tempere com sal, pimenta, vinagre balsâmico e azeite de oliva.

Deixe descansar uns 10 minutos na geladeira antes de servir.

→ COMIDA REAL

Nos anos cinquenta, a entrada mais famosa do mundo conquistou o paladar do rei Faruque do Egito. A lenda urbana diz que o "terceiro faraó", famoso por seu estilo de vida extravagante, se apaixonou por essa salada durante uma de suas estadias em Capri.

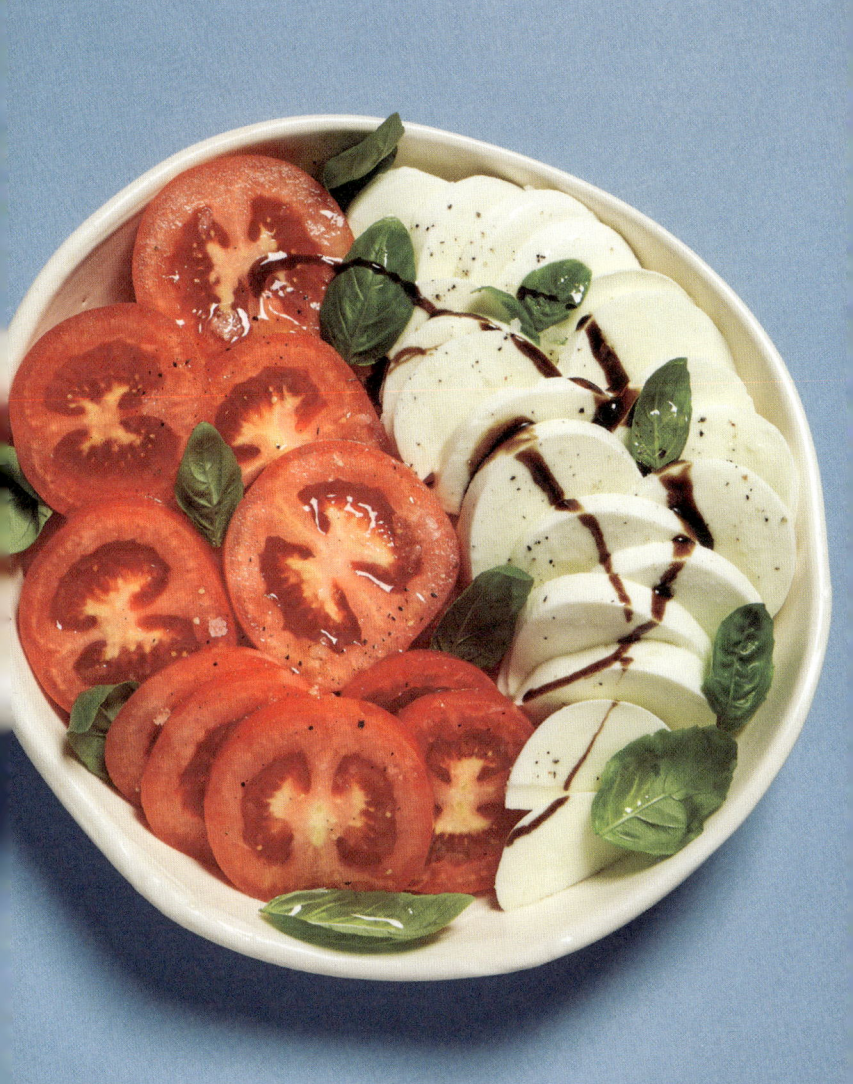

Salada finlandesa rosolli

Requer cozimento

Se você adotou o *hygge* ou estilo de vida nórdico, é hora de dar lugar a esta receita como uma das suas preferidas. O nome dela deriva da palavra russa *rassol*, que significa "salmoura". A característica é o molho rosa que é criado a partir da combinação da beterraba com o creme. Único.

INGREDIENTES

4 beterrabas
2 batatas
2 cenouras
1 cebola
1 maçã
3 pepinos em conserva

Para o tempero
6 colheres (sopa) de creme de leite
½ colher (sopa) de vinagre
1 colher (café) de açúcar
1 colher (café) de sal

Modo de Preparo

Para o tempero, misture o creme de leite frio com o vinagre, o açúcar e o sal. Reserve na geladeira.

Corte as folhas das beterrabas e cozinhe-as em uma panela com bastante água fervente até que ao espetá-las não fiquem mais duras. Retire a casca da beterraba embaixo da torneira em água corrente. Corte-as em cubos e coloque em uma tigela grande.

Ao mesmo tempo, cozinhe as batatas e as cenouras descascadas em uma panela com bastante água fervente. Retire as batatas e as cenouras quando ao espetá-las não estejam duras (as batatas cozinham antes que as cenouras). Corte-as em cubos e misture-as com as beterrabas.

Corte a cebola, a maçã e os pepinos em conserva em pequenos cubos. Acrescente esses ingredientes à salada de vegetais. Coloque o tempero e sirva imediatamente.

O que é hygge?

É um conceito que define algo entre acolhedor e confortável. Significa o que nos faz bem, como passar tempo com a família e os amigos, acender velas ao entardecer ou tomar uma xícara de café ou chocolate quente.

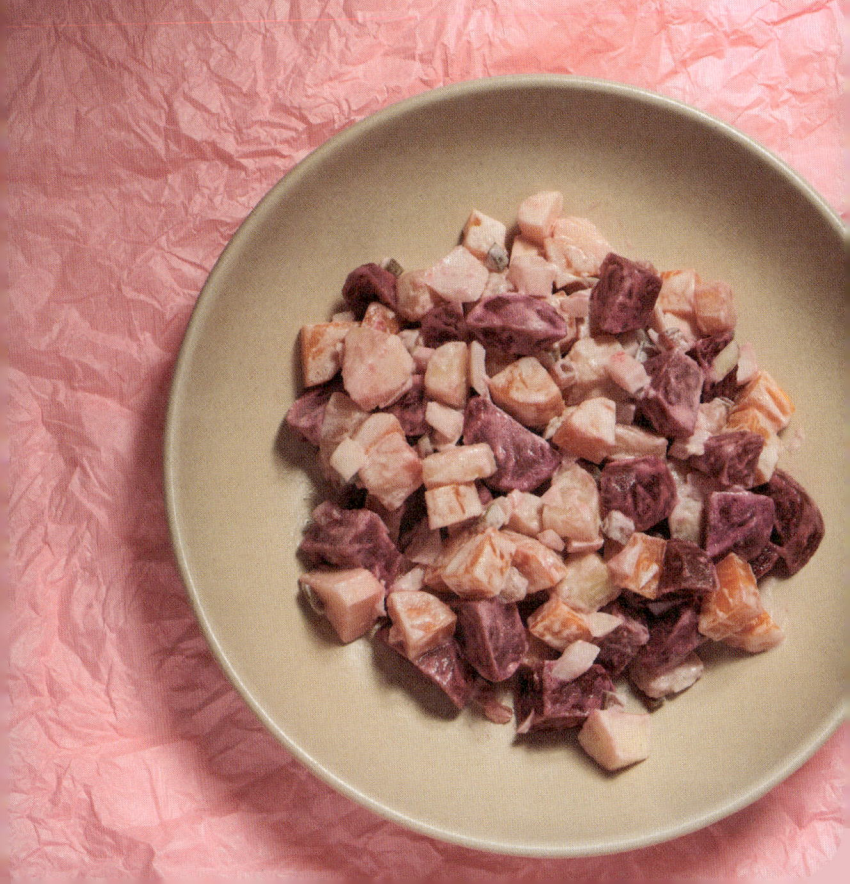

Louie de camarões

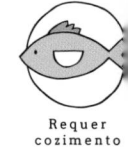

Requer cozimento

A única certeza sobre a origem desta receita é que ela foi criada na Costa Oeste dos Estados Unidos no início do século XX. Os historiadores sugerem que o nome dela veio do Rei Luís XIV. Muitos restaurantes brigam pela sua titularidade, mas não está comprovado que efetivamente pertença a apenas um deles.

INGREDIENTES

300 g de camarões limpos
2 colheres (sopa) manteiga
1 alface romana ou manteiga
1 abacate
¼ pepino
300 g de tomates cereja
2 ovos cozidos
Sal e pimenta, a gosto

Para o molho Louie

¼ de xícara de maionese
¼ de xícara de ketchup
½ colher (sopa) de molho Worcestershire (ou molho inglês)
2 colheres (sopa) de molho de pimenta
1 colher (sopa) de cebola em pó
Sal e pimenta, a gosto

Modo de Preparo

Se os camarões não estiverem limpos (ainda que as peixarias costumem vender assim), tire suavemente a casca para retirar as patas e a cauda. Com uma faca pequena, faça uma incisão no dorso e retire a veia (um fio escuro); proceda da mesma maneira para tirar a veia da base. Tempere os camarões, sem cascas e limpos, com sal e pimenta. Cozinhe-os em uma frigideira quente com a manteiga derretida por uns 2 minutos de cada lado. Reserve.

Para o molho, misture bem todos os ingredientes até obter uma massa uniforme.

Para montar a salada, misture a alface já lavada com o abacate sem casca e em rodelas, o pepino também em rodelas e os tomates cereja cortados ao meio. Junte os camarões com os ovos cozidos cortados ao meio. Tempere com o molho Louie antes de servir.

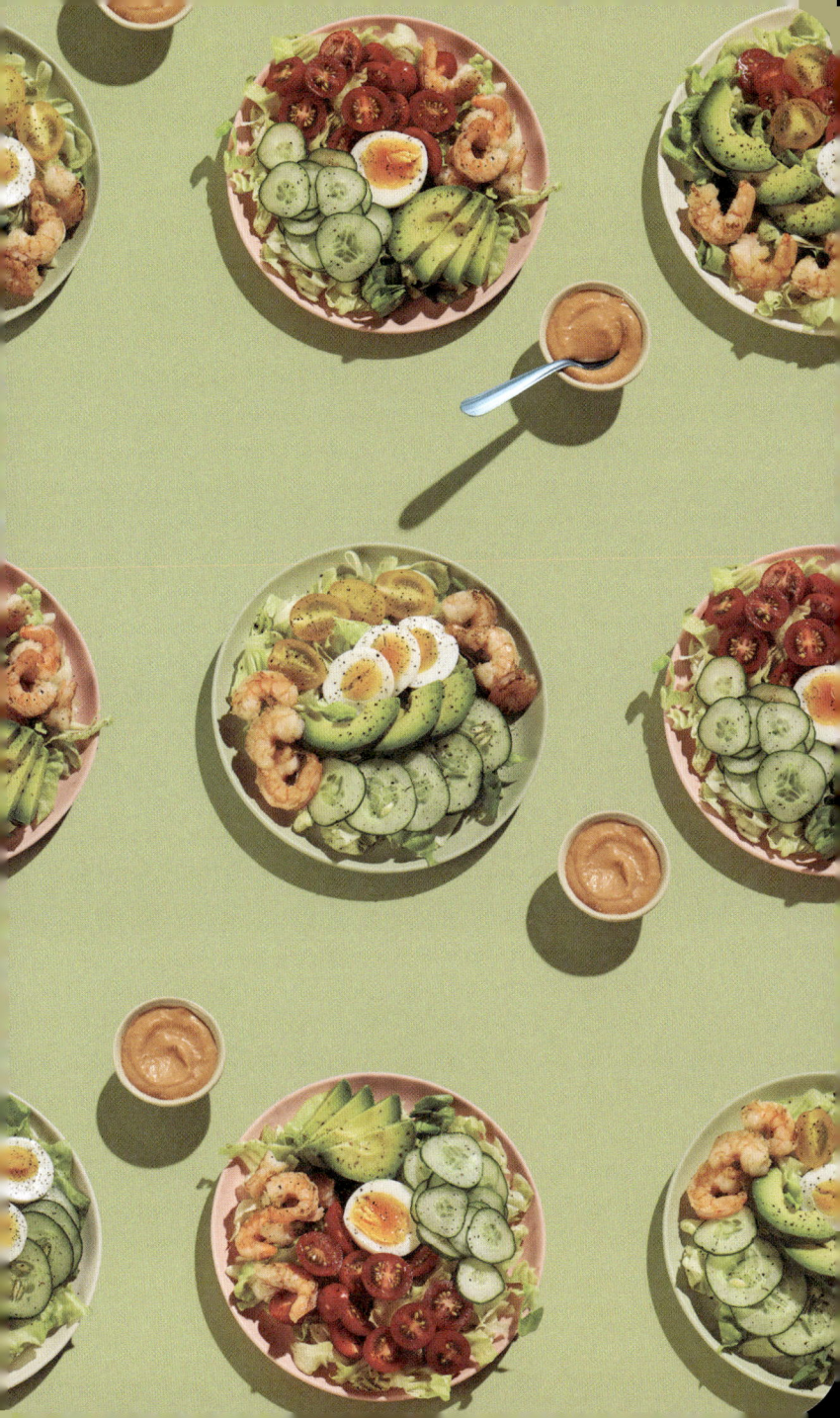

Salada som tam de mamão verde

Não requer cozimento

Típica de Laos e Tailândia, e famosa em todo o resto do sudeste asiático, esta salada leva os cinco sabores principais da cozinha da região: salgado, doce (por causa do açúcar de palma), ácido (dos limões), apimentado (da pimenta) e agridoce (do molho de peixe). Para prepará-la, os ingredientes são trabalhados manualmente em um moedor.

INGREDIENTES

1 mamão verde
2 dentes de alho
1 xícara de tomates cereja
1 xícara de vagem cozida
1 pimenta verde
1 xícara de cenoura

Para o tempero
2 colheres (sopa) de açúcar
3 colheres (sopa) de suco de limão
2 colheres (sopa) de molho de peixe ou molho de soja

Modo de Preparo

Descasque o mamão e tire as sementes. Corte-o em bastonetes e coloque em uma tigela.

Acrescente o alho picado, os tomates cortados em quatro e a vagem cortada. Coloque a pimenta em rodelas finas e misture bem. Acrescente a cenoura ralada e misture.

Para o tempero, dissolva o açúcar no suco de limão e no molho de peixe.

Tempere a salada com o molho e sirva.

→ **BEM FINO**
Você pode ralar o mamão bem fino com a ajuda de um fatiador ou um ralador de queijo.

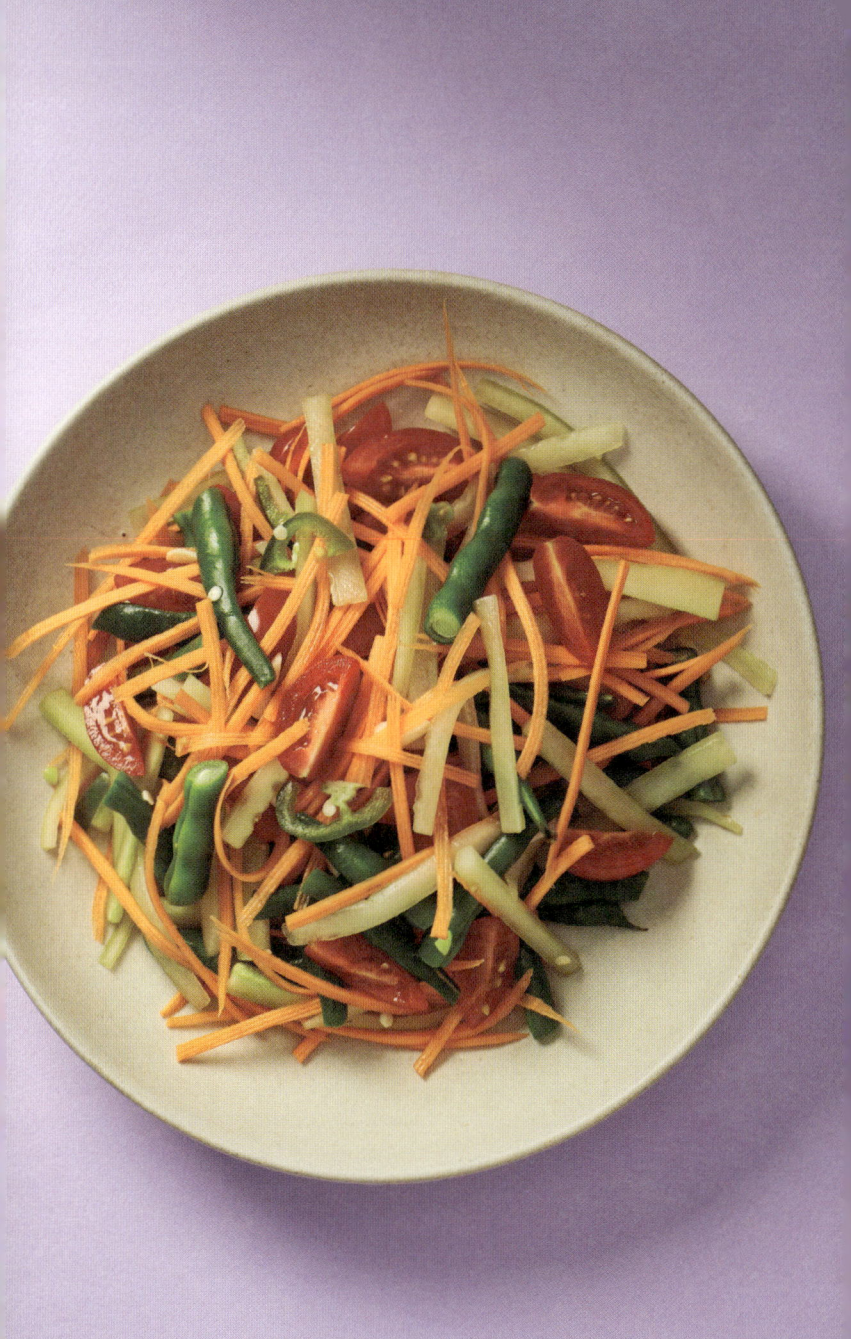

Niçoise

Requer cozimento

Esta típica combinação provençal possui muitas variações, mas a original leva tomates, anchovas, azeite de oliva e dizem que é originária de Niza, na Costa Azul. Fresca, mas consistente, trata-se de um coringa perfeito, seja como prato principal ou acompanhamento

INGREDIENTES

- 2 batatas médias
- 600 g de vagem
- 1 cebola roxa
- 250 g de tomates cereja
- ¾ xícara de azeitonas pretas
- 2 xícaras de folhas pequenas de alface
- 2 ovos cozidos
- 4 latas de atum ao natural (peso drenado 120 g por lata)
- 3 filés de anchovas
- ¼ de xícara de vinagre de vinho
- $1/3$ xícara de azeite de oliva
- ½ xícara de folhas de manjericão (opcional)
- Sal e pimenta, a gosto

Modo de Preparo

Em uma panela com água fervendo, cozinhe as batatas por 10 minutos ou até que estejam macias, mas que não desmanchem. Opcional, acrescente 2 colheres de vinagre na água. Assim que estiverem prontas, tire da água fervendo e esfrie embaixo da torneira com água fria. Cozinhe a vagem em água fervendo por uns 10 minutos ou até que fiquem com a cor mais intensa e estejam macias. Escorra a água e esfrie a vagem debaixo da torneira de água fria. Corte a cebola roxa em tiras finas e a mantenha em uma tigela com água por 10 minutos. Escorra e reserve. Corte os tomates cereja ao meio. Tire os caroços das azeitonas pretas e corte-as em rodelas. Limpe e escorra as folhas de alface. Cozinhe os ovos em água fervendo por 10 minutos. Esfrie-os debaixo da torneira de água fria, descasque e reserve. Para montar a salada, misture em uma tigela grande as batatas com a vagem, a cebola, os tomates, as azeitonas e a alface. Acrescente o atum, as anchovas e os ovos cozidos cortados em quatro partes ou ao meio. Tempere com sal, pimenta, vinagre e o azeite de oliva. Antes de servir, acrescente folhas de manjericão.

Do lado italiano da fronteira, esta salada é conhecida como *condiglione* e consiste na receita base com a união de outros vegetais de acordo com a região e a estação.

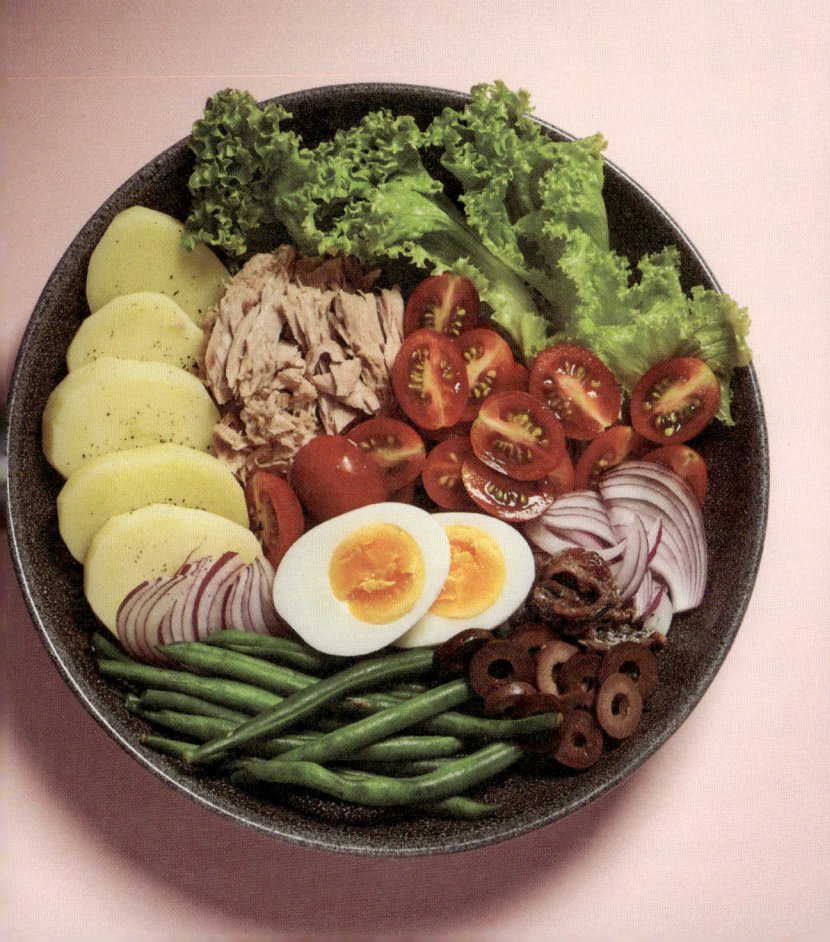

Salada de frutas

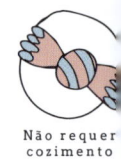

Não requer cozimento

Muitas pessoas vão pensar que fazer esta salada é jogar todas as frutas lavadas e cortadas em uma tigela, mas não! Há muita ciência por trás para conseguir que esta sobremesa saudável seja uma explosão de sabor na sua boca.

INGREDIENTES

2 peras
2 maçãs
½ abacaxi
3 ameixas
200 g de morangos
200 g de framboesas
200 g de amoras
150 g de uvas sem sementes
¼ melancia
Suco de 1 laranja
2 colheres (sopa) de açúcar ou mel (opcional)

Modo de Preparo

Limpe bem as frutas. Descasque as peras, as maçãs e o abacaxi. Tire os caroços das ameixas. Corte os morangos em quatro partes e coloque-os em uma tigela grande. Acrescente as framboesas, amoras e uvas.

Corte as peras, maçãs, ameixas e o abacaxi em cubos pequenos. Acrescente as frutas à salada. Corte cubos de melancia sem sementes e coloque-os na salada.

Dê sabor com o suco de laranja e mel. Mexa bem e tampe a tigela com plástico filme. Deixe a salada descansar na geladeira 1 ou 2 horas antes de consumir.

→ **Aqui damos alguns conselhos**

1. Sempre estacional: a fruta é boa apenas se é da época, e se for de produtores locais, melhor ainda.

2. Tamanho da porção: corte a fruta em tamanhos uniformes para que seja mais fácil e prazeroso comê-la. Nosso desejo é que uma colherada tenha muito mais do que um sabor!

3. Prove-a: antes de cortar a fruta e de que a coloque junto com as demais, prove ainda que seja um pedacinho de cada uma para ter certeza.

4. Comer com os olhos: escolha frutas com cores vibrantes e variedades de texturas. Use quantidades iguais de cada fruta.

5. Quer acrescentar sabor? Sirva-a com uma colher de chantilly, sorvete ou iogurte grego bem cremoso.

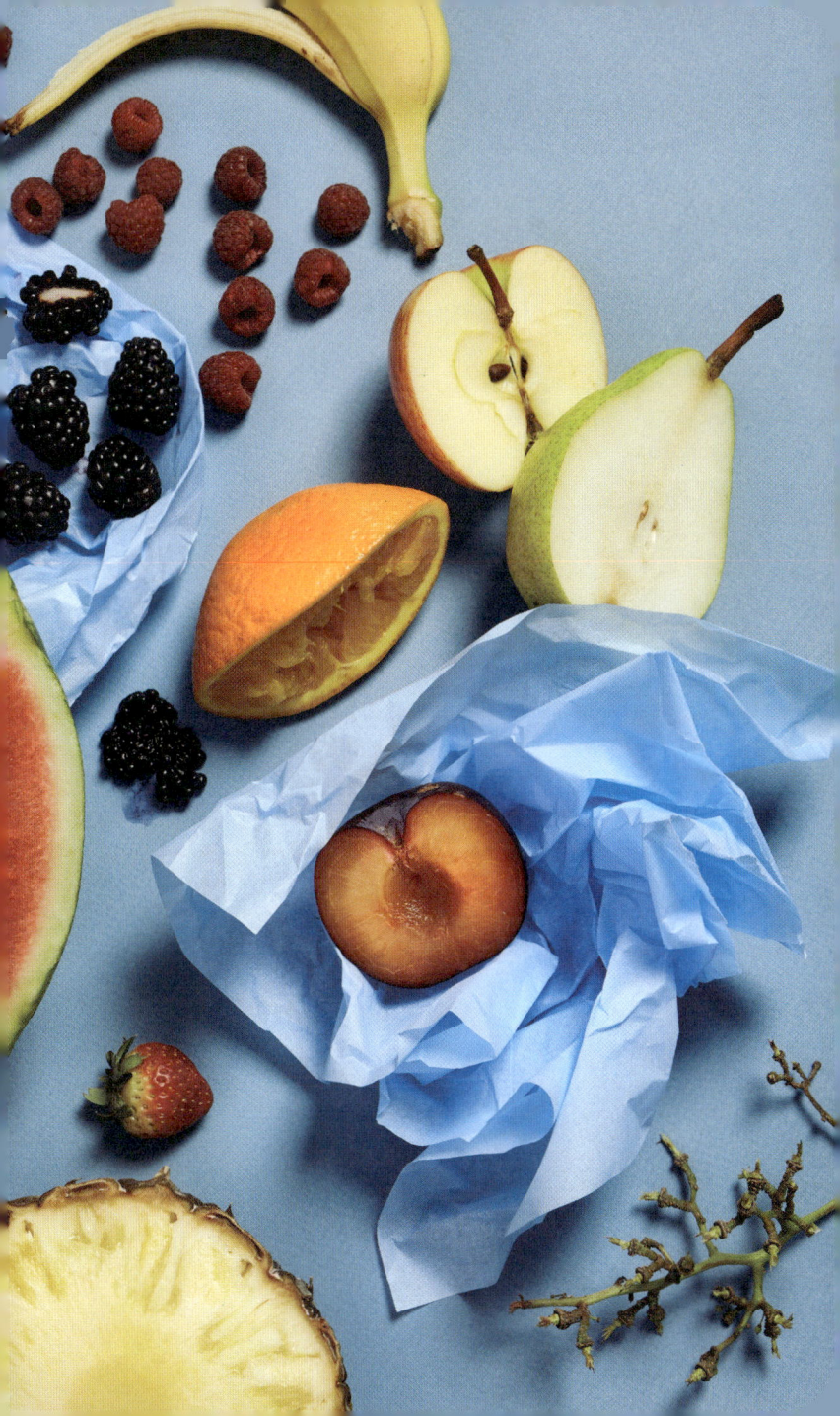

Salada alemã de batatas

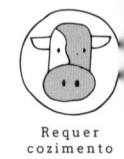

Requer cozimento

Embora todos já tenham comido a salada de batata, apresentamos a você a antecessora alemã dessa salada: a *kartoffelsalat*. Esta versão é originária do sul da Alemanha e da Áustria, mistura batatas com caldo quente de carne, azeite e vinagre.

INGREDIENTES

1 kg de batatas
2 xícaras de caldo de carne
1 cebola pequena
½ xícara de vinagre branco
2 colheres (sopa) de mostarda em pó
1 colher (de café) de açúcar
1 colher (de café) de sal
1 colher (de café) de pimenta branca moída
Cebolinha a gosto
Azeite de oliva, a gosto
Sal e pimenta, a gosto

No inverno ela é servida quente e no verão você pode comê-la fria.

Modo de preparo

Cozinhe as batatas com a casca em uma panela com bastante água fervente de 20-30 minutos ou até que fiquem macias. Deixe-as esfriar até que seja possível mexê-las com as mãos. Descasque-as e corte-as em rodelas de meio centímetro de espessura. Reserve.

Coloque o caldo de carne em uma panela, acrescente a cebola picada, o vinagre, a mostarda em pó, o açúcar e tempere com sal e pimenta. Esquente em fogo médio. Assim que começar a ferver, tire do fogo e acrescente as batatas. Tampe e deixe por uma hora.

Retire as batatas com uma espumadeira, coloque-as em uma tigela e tempere-as com azeite de oliva, sal e pimenta. Sirva com cebolinha picada.

Recomenda-se preparar esta receita com um dia de antecedência e servir em temperatura ambiente.

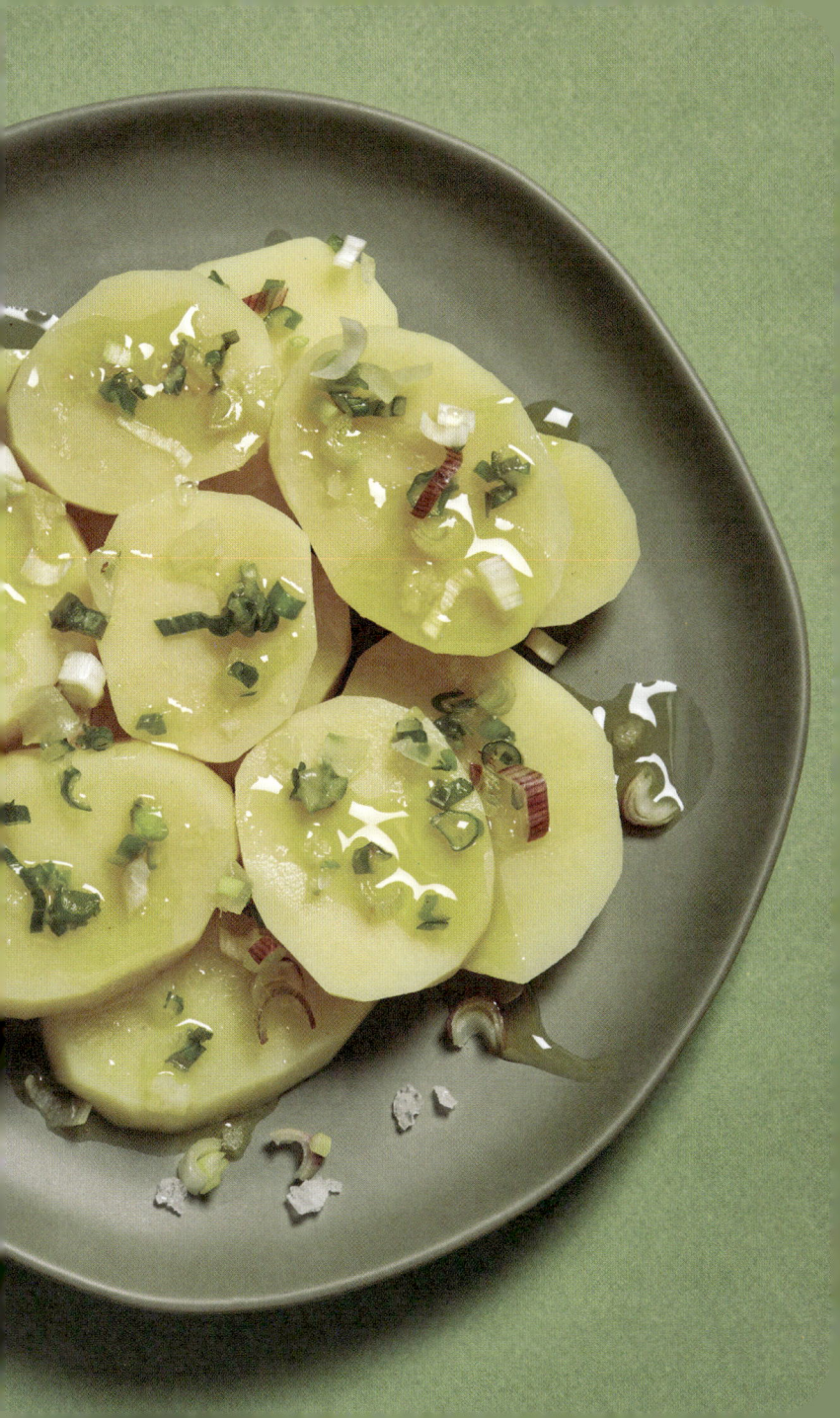

Salada campeira

Requer cozimento

Este grande clássico, também conhecido como saladinha de verão, é servida na Espanha nos meses em que faz mais calor. Apesar de saciar bem, costuma-se comê-la como prato principal acompanhada por um bom pão ou talvez alguma sopa fresca como o salmorejo ou o gazpacho.

INGREDIENTES

500 g de batatas
1 pimentão verde
1 pimentão vermelho
2 tomates
1 cebola
2 ovos
1 lata de atum ao azeite de oliva (peso drenado 120 g)
Azeite de oliva
Sal, a gosto

Modo de Preparo

Cozinhar as batatas com a casca em uma panela com bastante água fervendo por uns 20-30 minutos ou até que fiquem macias. Deixe-as esfriar antes de tirar a casca e corte-as em rodelas. Reserve.

Corte os pimentões em tiras finas, os tomates em cubos médios, a cebola em juliana fina. Cozinhe os ovos 10 minutos em água fervendo. Retire e esfrie debaixo da água corrente da torneira. Tire a casca e corte-os em quatro partes.

Para montar a salada, misture em uma tigela grande ou forma as batatas com o pimentão, o tomate, a cebola, os ovos e o atum. Tempere com sal e azeite de oliva antes de servir.

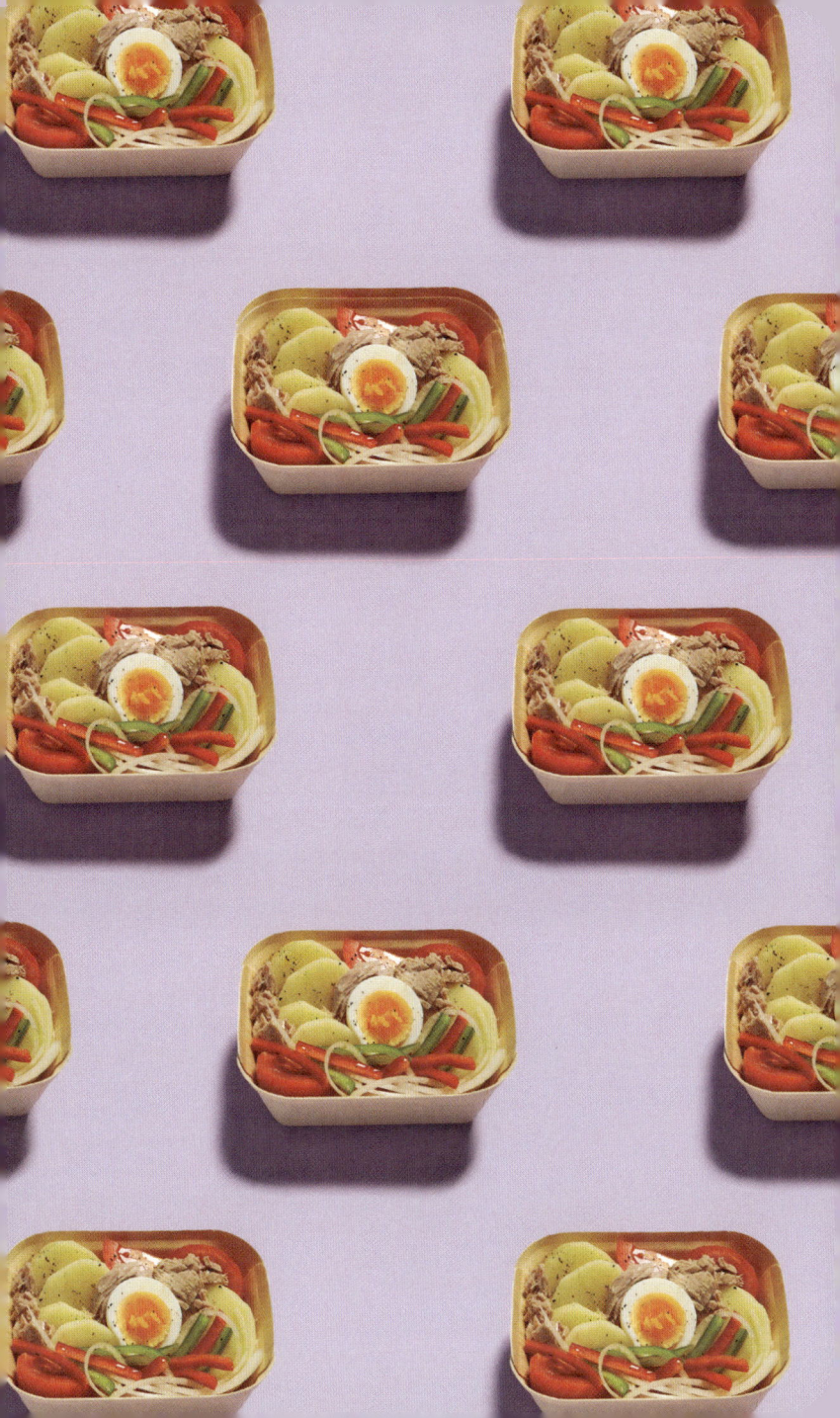

Xato

Requer cozimento

Esta receita é típica do inverno catalão, e seu título é disputado entre Sitges, El Vendrell, Vilanova i la Geltrú, entre outras localidades. Esta salada está presente no mundo vitivinícola. Depois da vendimia, quando o vinho está pronto, se obtém a "aixetonar", que significa colocar uma torneira no barril para que saia o vinho e possa ser provado. Para festejar este acontecimento, os vilarejos preparam este prato para acompanhar o novo vinho.

INGREDIENTES

1 alface romana
½ xícara de azeitonas pretas
200 g bacalhau dessalgado
1 lata de atum ao óleo (peso drenado 120 g)
6 filés de anchovas

Para o molho xato
2 ñoras/pimiento-de-bola (opcional)
2 tomates
3 dentes de alho
80 g de amêndoas
80 g de avelãs
1 colher (sopa) de páprica
1 fatia de pão torrado ou frito
3 colheres (sopa) de vinagre
1 colher (sopa) de açúcar
1 xícara de azeite de oliva
Sal e pimenta, a gosto

Modo de Preparo

Para preparar o molho, retire o talo e as sementes das ñoras. Coloque-as em uma tigela e cubra-as com água fervente. Deixe repousar por 30 minutos e depois retire a polpa. Reserve. Coloque os tomates limpos cortados ao meio em uma forma para forno com a polpa para baixo. Corte a ponta dos dentes de alho com casca e acrescente-os à forma. Salpimente e unte com azeite de oliva. Cozinhe em forno preaquecido a 180 °C durante uns 20 minutos. Retire a pele e as sementes dos tomates. Para obter a polpa dos dentes de alho, aperte-os suavemente para que liberem pelo corte. Reserve. Processe as amêndoas com as avelãs. Assim que se transformarem em uma pasta, acrescente a polpa das ñoras, a polpa do alho, a páprica, os tomates assados e a rodela de pão. Continue processando até obter uma pasta homogênea. Acrescente o vinagre, o açúcar, o sal e a pimenta. Misture bem e coloque o fio de azeite enquanto continua misturando. Reserve. Lave as folhas de alface e seque-as bem. Coloque em uma tigela e acrescente 3 colheres de molho, azeitonas sem caroços, o bacalhau, o atum e as anchovas. Sirva.

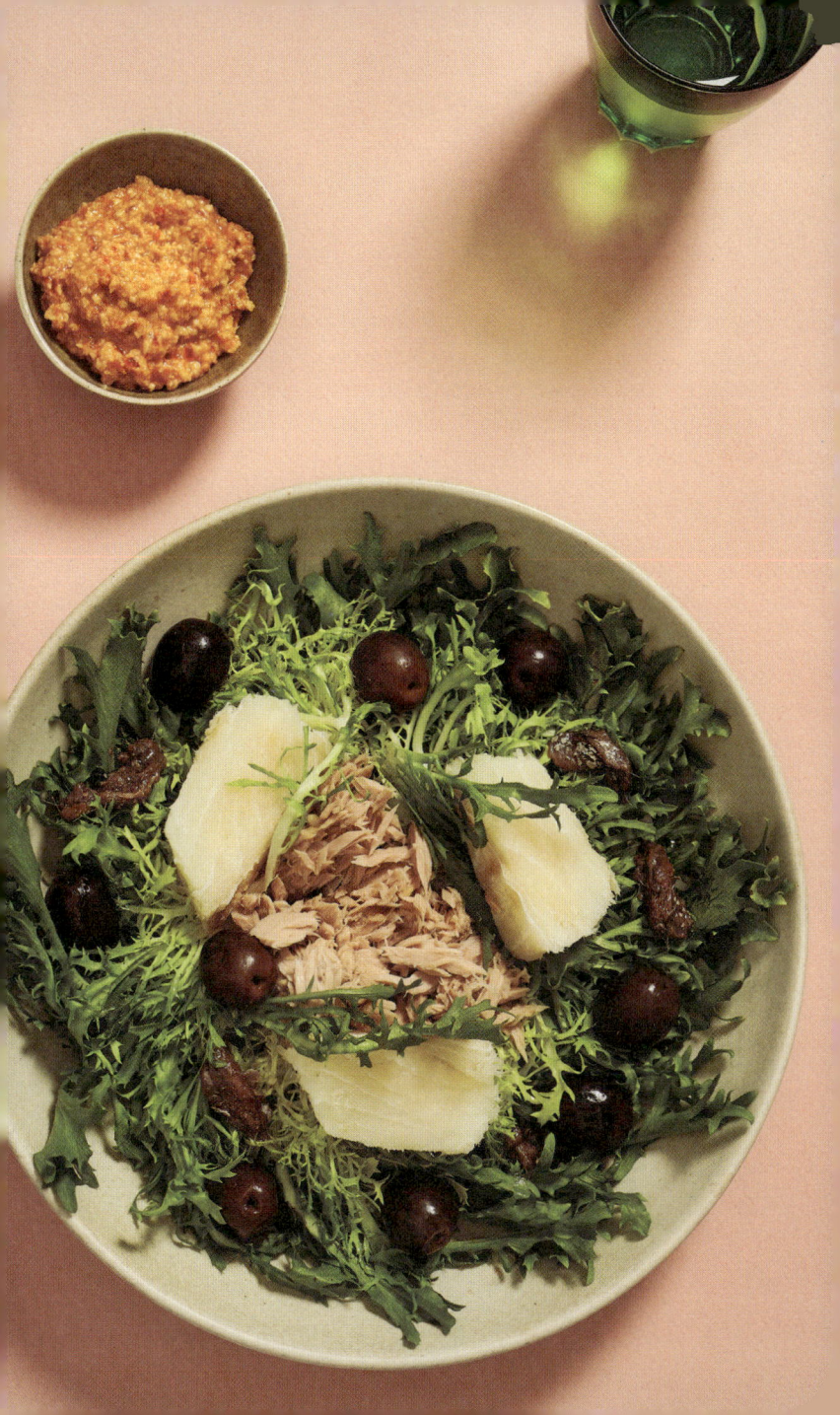

Salada múrcia

Requer cozimento

Praias, universidades, praças e muito barroco. É nisso que pensamos quando falamos de Múrcia. O que poucos sabem é que ela está rodeada de hortas que produzem frutas, verduras e hortaliças da melhor qualidade. Esta receita pega os melhores produtos dessa terra e faz uma ode aos tomates e pimentões da estação.

INGREDIENTES

1 cebola
½ xícara de azeitonas pretas
500 g de tomates pera em conserva
1 lata de atum natural (peso drenado 120 g)
2 ovos
Azeite de oliva e sal, a gosto

Modo de Preparo

Corte a cebola em juliana e deixe-a descansar na água por 10 minutos. Escorra bem e reserve.

Tire os caroços das azeitonas e corte-as em rodelas. Reserve.

Cozinhe os ovos 10 minutos na água fervente. Retire e esfrie debaixo da água da torneira. Tire a casca e corte-os ao meio.

Pegue os tomates em conserva e coloque-os em uma tigela. Acrescente a cebola, as azeitonas, o atum e os ovos. Tempere com sal e azeite de oliva antes de servir.

✕ BANDO DA HORTA
São as festas mais importantes da cidade de Múrcia que celebram as tradições das hortas todas as terças-feiras depois da Semana Santa.

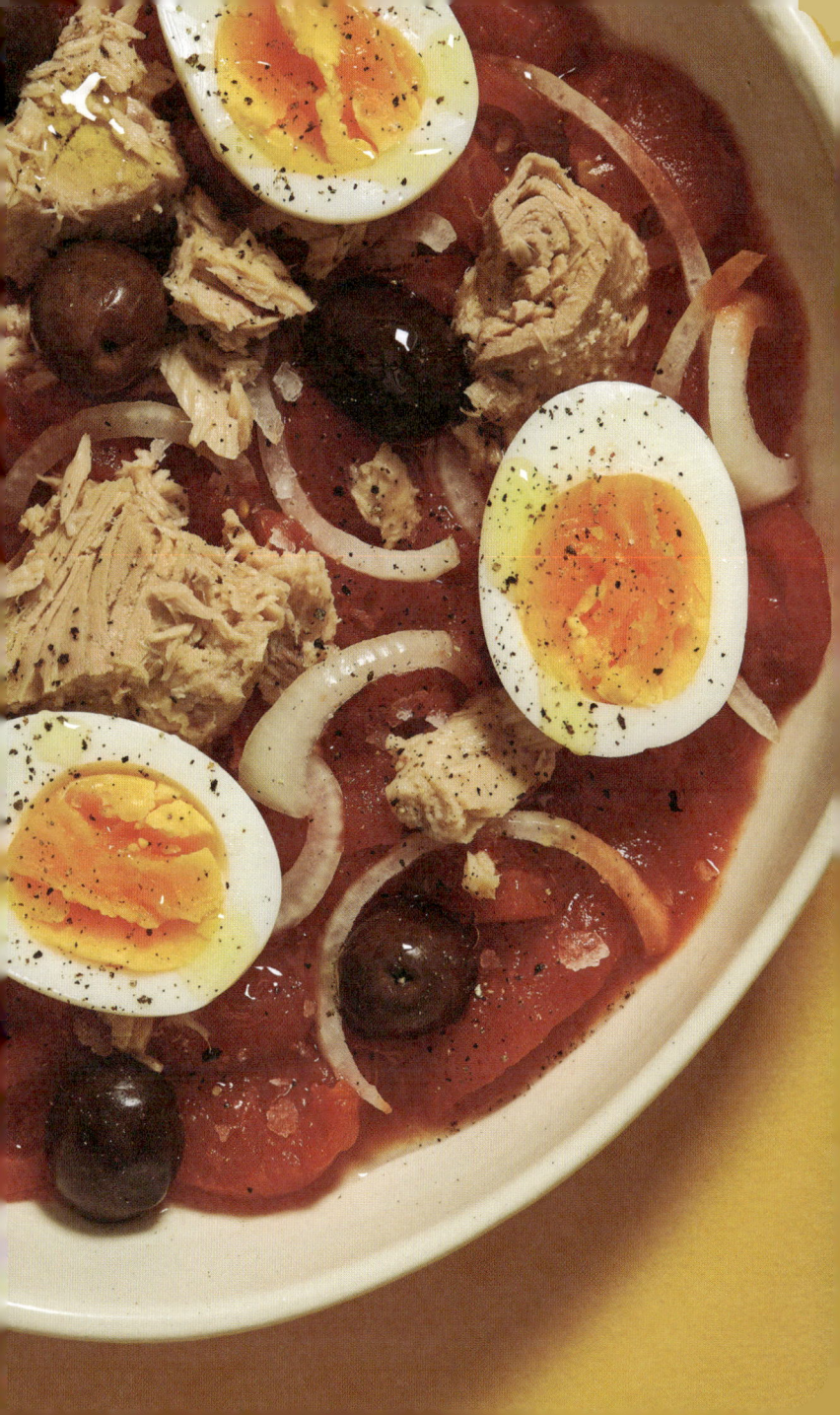

Remojón andaluz

Requer cozimento

Esta salada, devido ao contraste dos sabores doces e salgados, nos fala sobre as influências árabes na culinária andaluza. Este prato é preparado há séculos e atualmente é consumido na Quaresma. Pronto para experimentar?

INGREDIENTES

300 g de bacalhau dessalgado
3 laranjas
½ xícara de azeitonas pretas sem caroços
Azeite de oliva, sal e pimenta, a gosto

Para o tempero
2 cebolinhas
2 colheres (sopa) de suco de laranja
1 colher (de café) de vinagre
1 colher (de café) de açúcar

Os espanhóis consomem cerca de 44,5 milhões de quilos de bacalhau anualmente.

Modo de preparo

Coloque o bacalhau com a pele para baixo em uma frigideira quente untada com azeite de oliva. Cozinhe por uns minutos até que fique cozido, tampe o bacalhau e tire do fogo. Quando estiver em temperatura ambiente, desfie-o.

Para o molho, corte as cebolinhas em rodelas bem finas. Misture em uma tigela o suco de laranja, o vinagre, o açúcar e tempere com sal e pimenta. Misture bem e acrescente a cebolinha. Reserve na geladeira.

Descasque as laranjas (sem que fique nenhuma casquinha branca) e depois corte-as em rodelas. Reserve.

Para montar a salada, coloque em uma forma uma base de rodelas de laranja, acrescente o bacalhau, as azeitonas e tempere. Sirva.

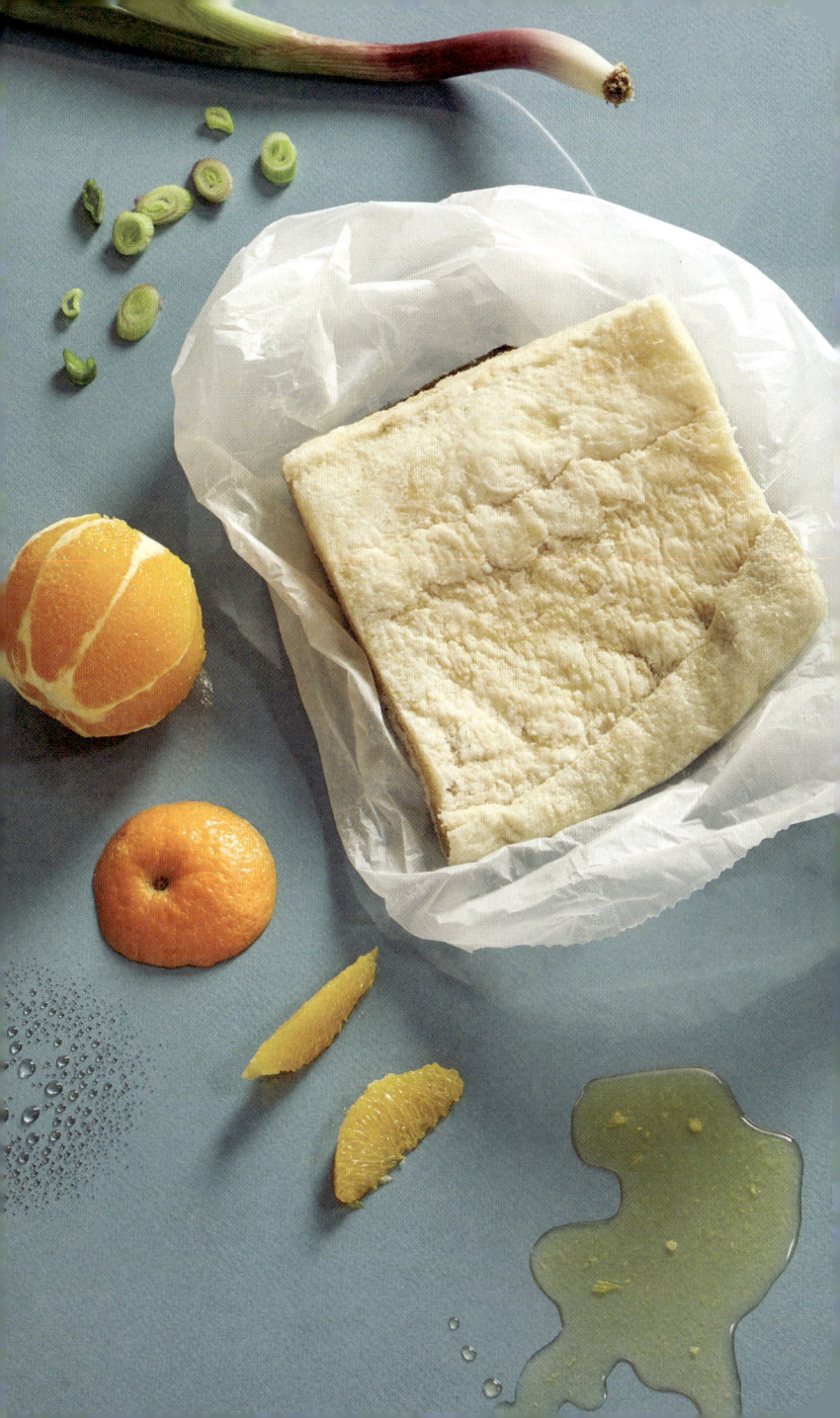

Salada gado-gado

Requer cozimento

Estamos com sorte porque este é um dos cinco pratos de festa da Indonésia. O verbo *menggado* significa "consumir algo sem arroz", no entanto, *gado-gado* é traduzido literalmente como "mistura-mistura". Esta salada contém uma grande variedade de vegetais diferentes.

INGREDIENTES

- 1 colher (sopa) azeite vegetal
- 200 g de tofu
- 250 g de batatas cozidas
- 2 ovos
- 100 g de vagem
- 250 g de repolho chinês
- ½ pepino
- 100 g de broto de soja
- 1 cenoura
- 1 xícara de folhas de coentro
- 1 xícara de chips de camarão

Para o molho de amedoim

- 50 g de pasta de amendoim
- ½ colher (sopa) de mel
- 2 ½ colheres (sopa) de molho de soja
- 2 colheres (sopa) de molho de peixe
- 1 colher (sopa) de açúcar mascavo
- 1 dente de alho
- 2 pimentas vermelhas
- 150 ml de leite de coco
- Suco de 1 limão

Modo de Preparo

Em uma frigideira quente, acrescente o azeite e doure o tofu em lâminas ou cubos dos dois lados. Reserve. Doure as batatas cozidas cortadas em rodelas por uns minutos, reserve junto com o tofu.

Cozinhe os ovos em uma panela com água fervente por 8 minutos. Esfrie-os completamente com água fria. Descasque e reserve. Cozinhe a vagem em uma panela com água fervente de 2-3 minutos. Escorra e esfrie-as embaixo da torneira de água fria. Corte-as ao meio.

Para o molho, misture em uma tigela a pasta de amendoim com o mel e o molho de soja. Acrescente o molho de peixe, o açúcar mascavo, o dente de alho amassado, as pimentas vermelhas picadas, o leite de coco e o suco de limão. Misture em uma tigela grande o tofu com as batatas, a vagem, o repolho chinês cortado em tiras finas, o pepino em rodelas finas, os brotos de soja, a cenoura cortada em lâminas e as folhas de coentro picadas. Sirva a salada nos pratos, tempere com o molho e, por último, acrescente o ovo e os chips de camarão.

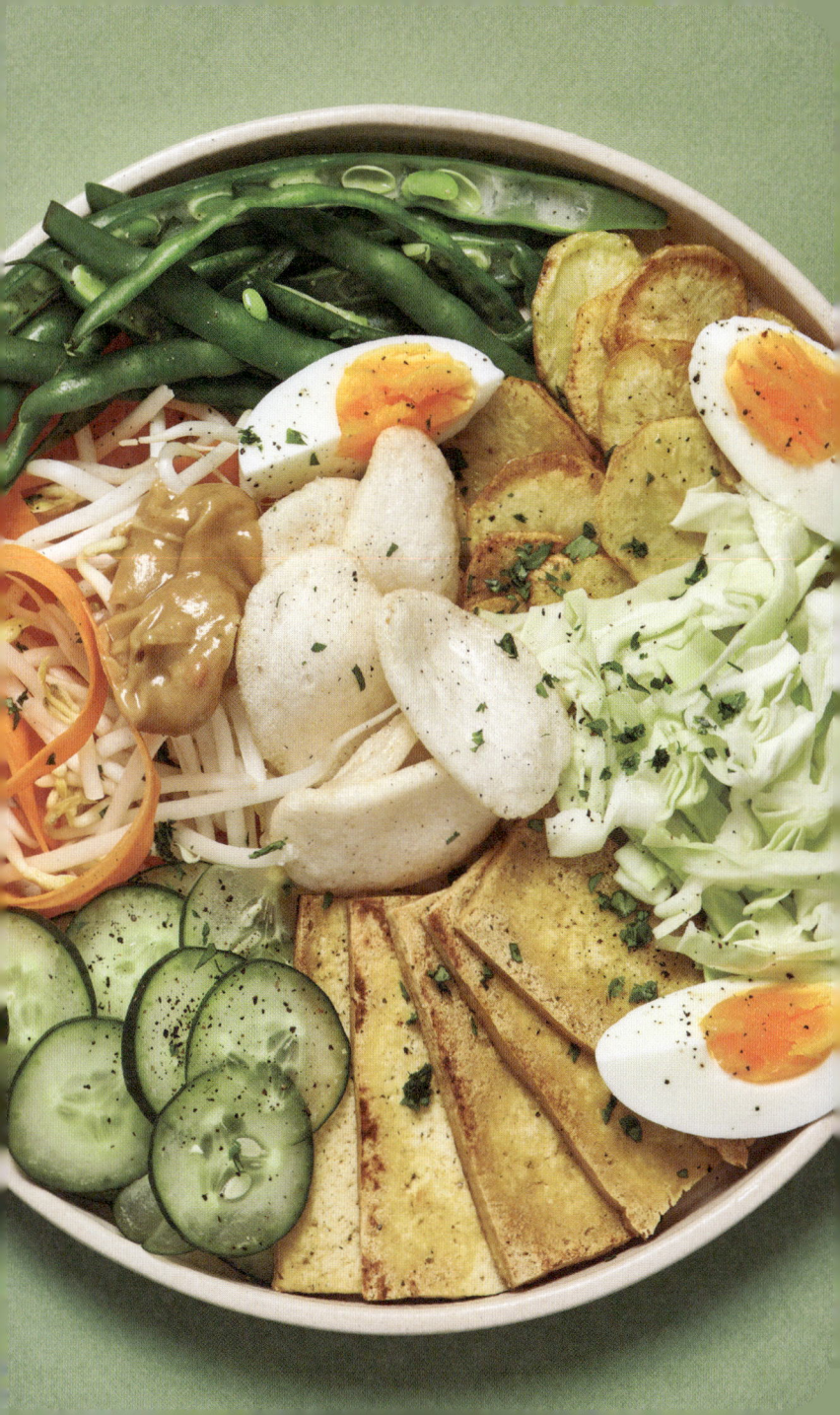

Salada shopska

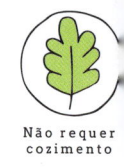

Não requer cozimento

Também conhecida como salada búlgara, dizem que sua origem é proveniente da região de Shopluk. Hoje é popular entre os países balcânicos e a Europa Central. Com claras influências gregas e turcas e com ingredientes nobres de sabor incrível conseguiu se transformar na receita chave de seu país.

INGREDIENTES

2 tomates
1 pepino
½ pimentão verde
1 cebola
100 g de queijo fetta
¼ de xícara de salsinha fresca
2 colheres (sopa) de vinagre
4 colheres (sopa) de azeite de oliva
Sal e pimenta, a gosto

Modo de Preparo

Corte os tomates limpos e o pepino descascado em cubos pequenos. Corte o pimentão em tiras finas e pique a cebola bem fininha. Coloque os vegetais em uma tigela grande.

Acrescente o queijo fetta picado. Tempere a salada com sal, pimenta, salsinha picada, vinagre e azeite de oliva.

Misture muito bem e reserve na geladeira 30 minutos antes de servir.

✕ SUBSTITUIÇÃO

O queijo original para fazer esta receita é o sirene, um queijo húngaro branco. Mas não se preocupe, o fetta tem a consistência e o sabor parecido, então você vai se sair muito bem.

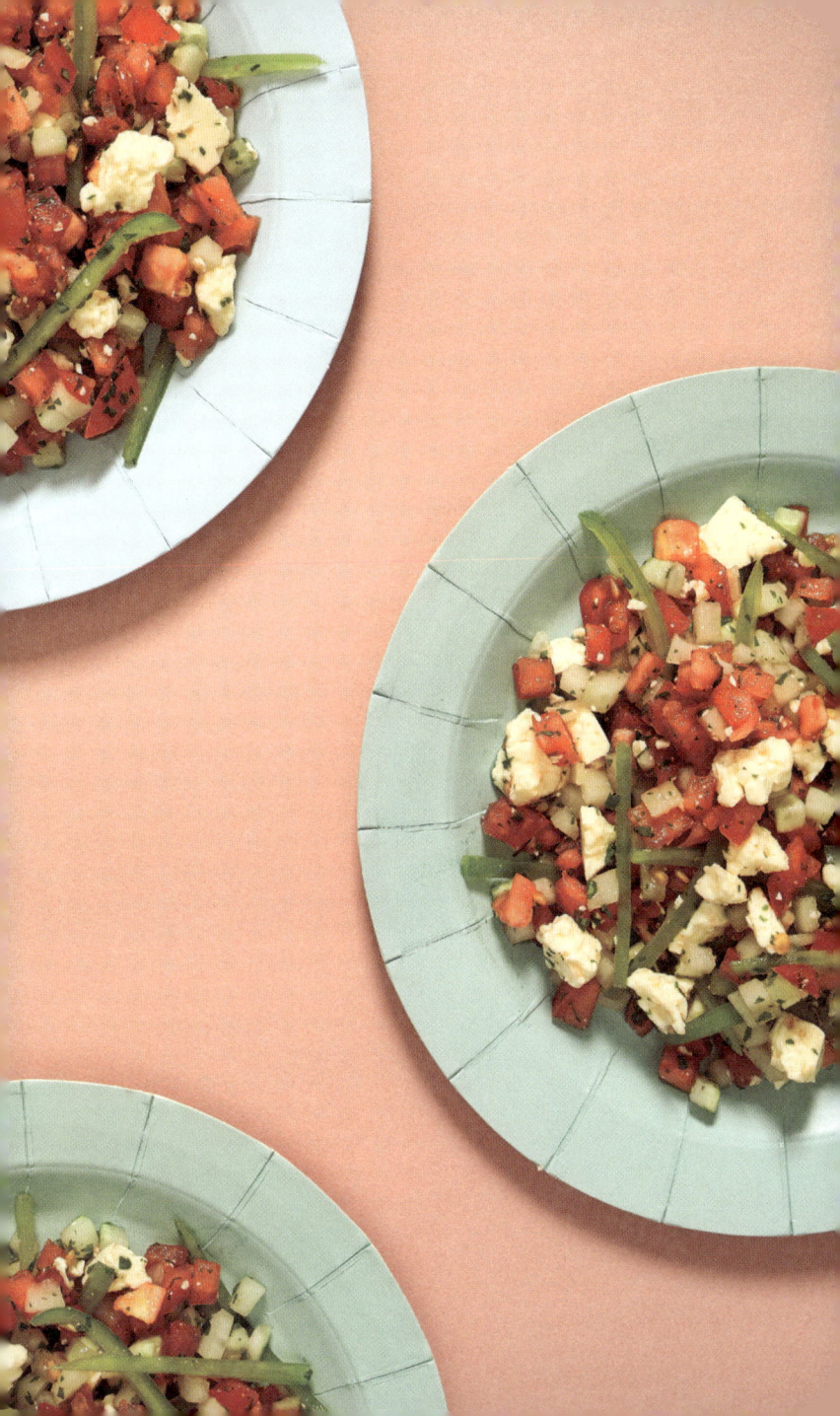

Salada toscana panzanella

Não requer cozimento

O que os toscanos fazem com o pão velho? Transformam em *panzanella! O* nome desta salada é composto pelos termos: *"pão"*, que vem do italiano *pane, e zanella,* o prato fundo onde geralmente é servido. Esta especialidade veraneia é elaborada com o pão do dia anterior. Para isso, só é necessário molhar o pão na água, deixe-o escorrer bem, corte-o em pedaços, cubra-o com azeite e combine com os vegetais mais frescos da estação.

INGREDIENTES

600 g de mix de tomates (vermelhos, amarelos, pretos, coração de boi, caqui, cereja etc.)
¼ pimentão amarelo
¼ pimentão vermelho
1 cebola roxa
¼ de xícara de alcaparras
10 anchovas
200 g de pão ciabatta
½ xícara de folhas de manjericão
Vinagre de vinho, azeite de oliva, sal e pimenta, a gosto

Modo de Preparo

Limpe e corte os tomates em quatro partes. Descasque a cebola e corte em juliana fina. Junte em uma tigela grande os pimentões sem a polpa e cortados em tiras finas, os tomates e a cebola. Acrescente as alcaparras, previamente bem escorridas, e as anchovas. Misture bem e acrescente as rodelas de ciabatta.

Tempere com 3 colheres de vinagre de vinho e 6 de azeite de oliva. Confira o sabor e ajuste se necessário. Antes de servir, coloque as folhas de manjericão.

Para tirar a polpa dos pimentões, precisa assá-los por alguns minutos em forno médio, até que a pele fique escura. Depois, mergulhe-os em água fria para que sua pele solte facilmente.

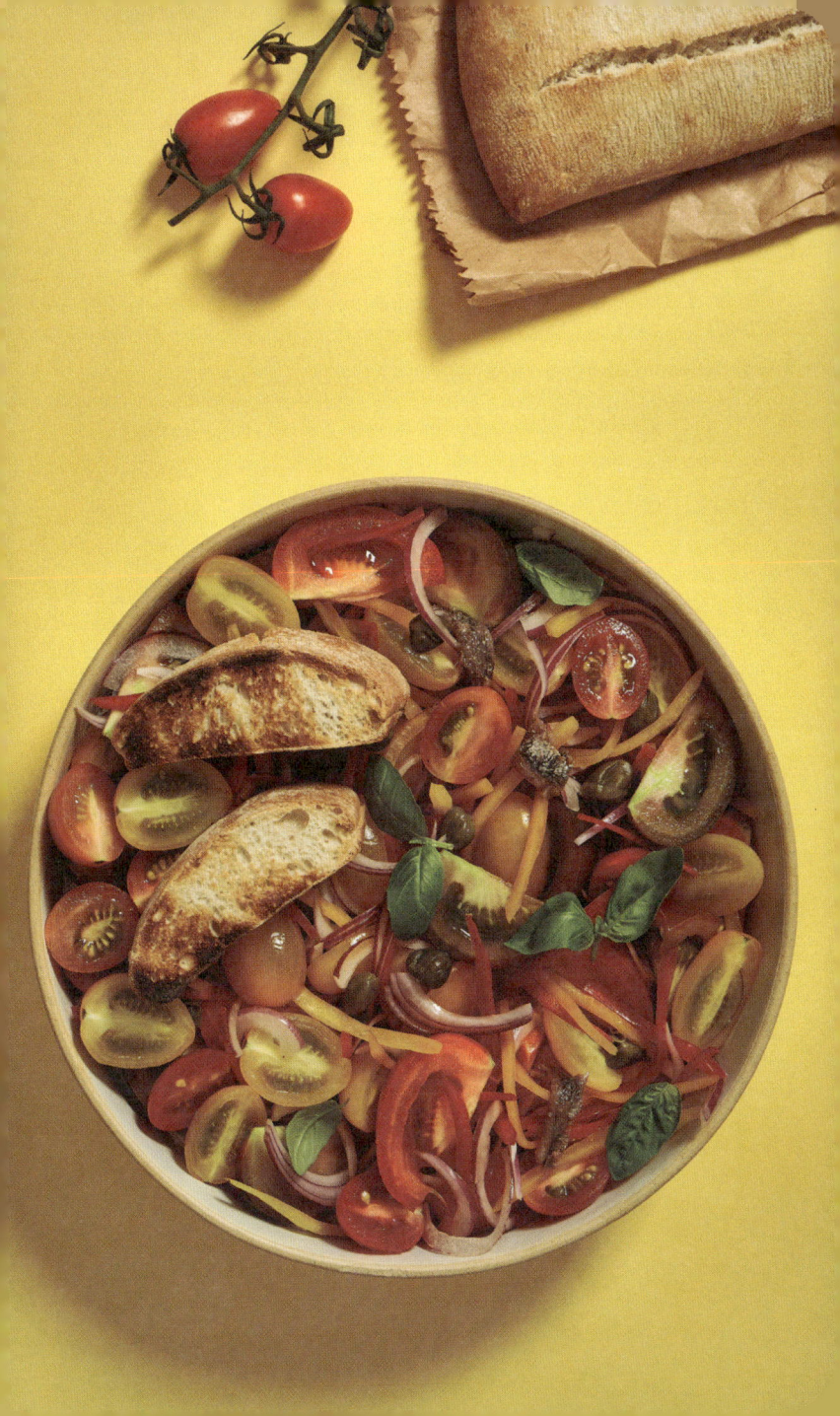

Californiana cobb

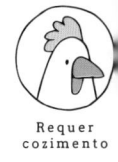

Requer cozimento

Muitos dizem que esta salada ganhou esse nome de Robert H. Cobb, o dono do restaurante Hollywood Brown Derby, en Beverly Hills. Segundo a lenda urbana, Cobb chegou faminto na cozinha na noite de 1937 e começou a mexer nas sobras, depois apareceu contente com uma salada feita com os ingredientes que ele tinha à mão. O resto é história.

INGREDIENTES

1 alface romana
1 alface manteiga
4 ovos
1 abacate
2 colheres (sopa) de suco de limão
1 peito de frango cozido
8 fatias de bacon defumado
2 tomates
¼ xícara de cebolinha
60 g de queijo azul

Para o vinagrete
1 dente de alho
¼ de xícara de vinagre de vinho
2 colheres (sopa) de molho Worcestershire
½ xícara de azeite de oliva
Sal e pimenta, a gosto

Modo de Preparo

Lave as folhas de alface, seque-as bem e corte em juliana. Reserve na geladeira em um tupperware coberto com papel toalha para absorver o líquido excedente.

Cozinhe os ovos em água fervente com uma colher de sal grosso por 8 minutos, esfrie-os debaixo da torneira de água fria, descasque-os. Reserve.

Corte o abacate ao meio, descasque e corte em rodelas finas. Coloque o suco de limão no abacate para que oxidem.

Corte o peito de frango em tiras finas e os ovos em rodelas.

Coloque o bacon em uma frigideira quente para dourar dos dois lados até que fique crocante.

Para o vinagrete, pique bem o alho e misture-o com o vinagre e o molho Worcestershire.

Junte em uma tigela grande os pimentões sem a polpa e cortados em tiras finas, os tomates e a cebola. Tempere com sal e pimenta. Para montar a salada, misture as alfaces com os tomates em cubos ou rodelas, o abacate e a cebolinha picada. Acrescente o frango, o bacon, os ovos e o queijo azul desmanchado. Tempere com o vinagrete.

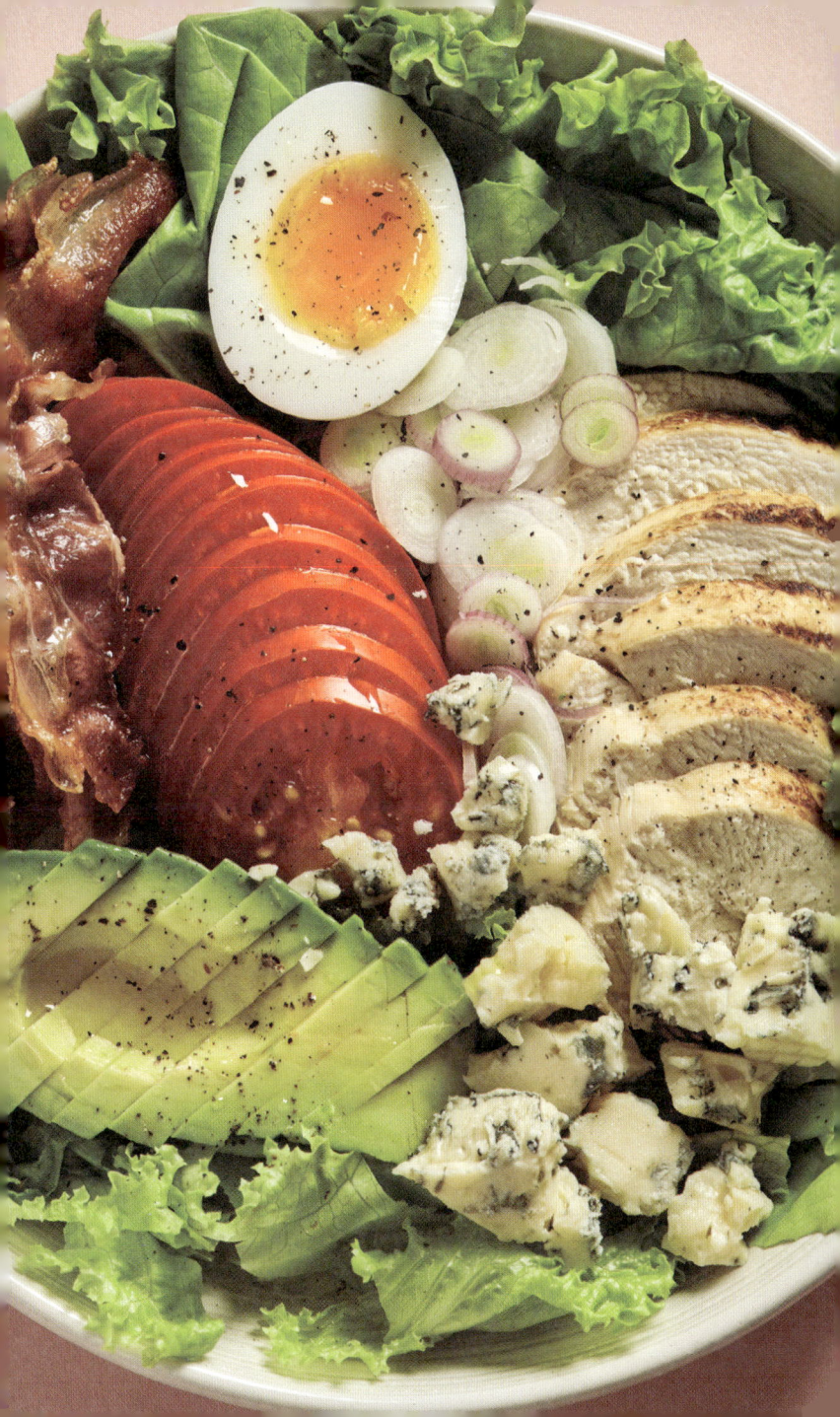

Caesar salad

Não requer cozimento

Esta salada foi criada nos anos vinte pelo italiano Caesar Cardini, em Tijuana. Ele era um *restaurateur* de San Diego que migrou ao sul da fronteira para evitar a lei seca. No seu restaurante, preparavam a salada na hora, na frente dos convidados.

INGREDIENTES

1 alface romana
1 xícara de *croutons* (pág. 23)
¼ de xícara de queijo parmesão ralado fino
Azeite de oliva, a gosto

Para o molho
¾ de xícara de maionese
2 colheres (sopa) de suco de limão
1 colher (sopa) de mostarda de Dijon
1 colher (sopa) de molho Worcestershire
¼ de xícara de queijo parmesão ralado fino
4 anchovas
1 dente de alho
Sal e pimenta, a gosto

Modo de Preparo

Para o molho, misture a maionese com o suco de limão, a mostarda, o molho Worcestershire, o parmesão, as anchovas escorridas e processadas ou amassadas e o alho picado bem fininho.

Tempere com sal e pimenta a gosto. Pode conservar até uma semana na geladeira em um recipiente hermético.

Para a salada, corte a alface lavada, tempere-a com o molho e sirva acompanhada dos *croutons* e o queijo parmesão ralado.

Antes de servir regue com azeite de oliva.

✕ MAIS AROMA: Se você quer dar um toque especial aos *croutons* ao invés de umedecer com azeite de girassol ou de milho antes de colocar no forno, faça com um azeite aromatizado. Para isso, basta colocar alguns dentes de alho dentro do azeite por duas horas antes de usá-lo.

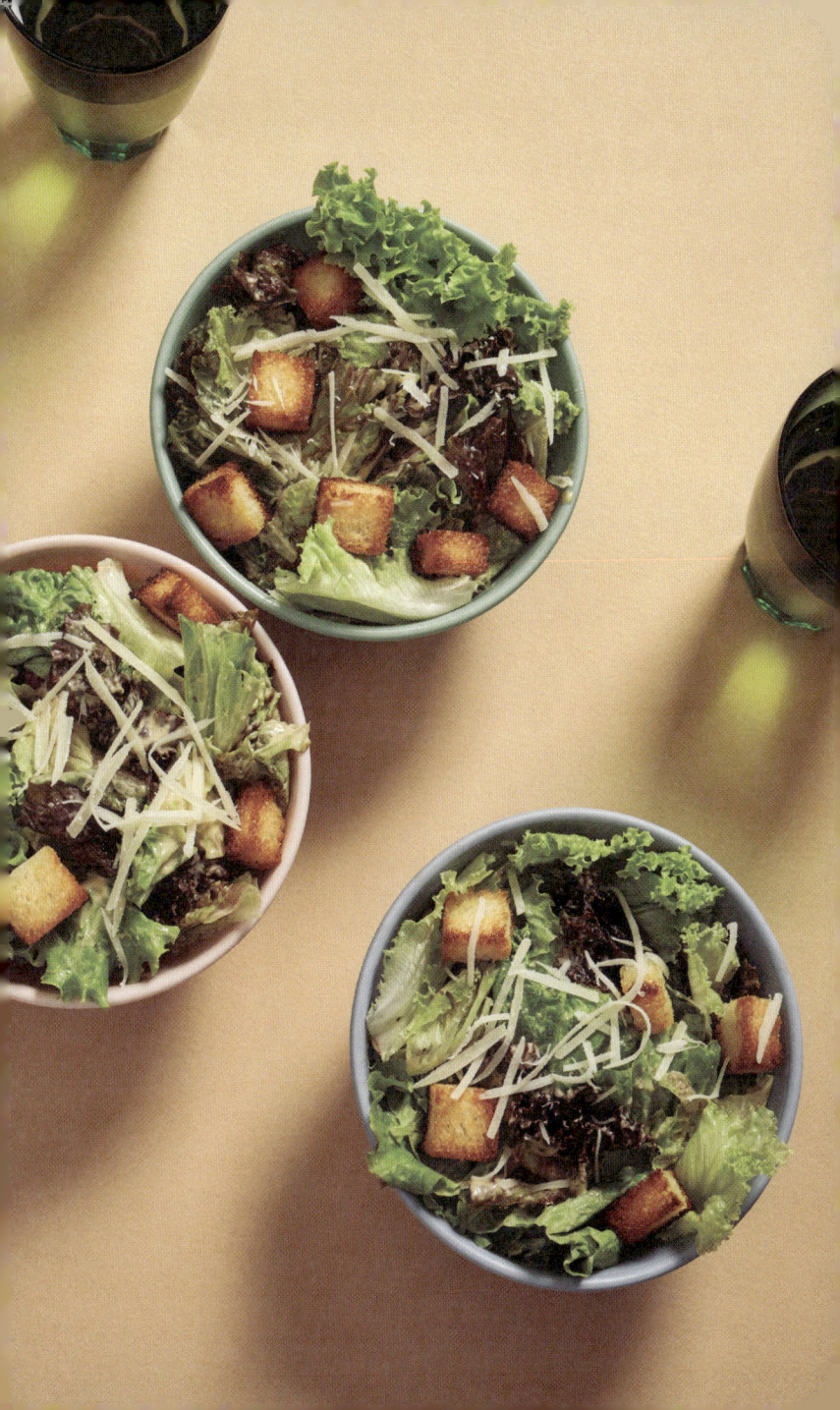

Coleslaw

Não requer cozimento

O nome desta salada dos países baixos é proveniente do termo *koolsla*, que em neerlandês significa "salada de repolho". Geralmente, é utilizada como acompanhamento de carnes assadas, frango frito ou como ingrediente de sanduíches.

INGREDIENTES

½ repolho branco
½ repolho roxo
2 cenouras
1 colher (sopa) de sal
1 xícara de molho coleslaw

Para o molho coleslaw
1 xícara de maionese
¼ de xícara de vinagre de vinho
1 colher (sopa) de açúcar
½ colher (sopa) de sal

Modo de Preparo

Para preparar os repolhos, corte-os ao meio e descarte as primeiras camadas. Corte em quatro partes e tire o miolo. Em seguida, corte em juliana bem fina. Misture em uma tigela os dois repolhos cortados.

Descasque e rale as cenouras, coloque-as em uma tigela. Tempere com sal.

Para o molho, misture a maionese com o vinagre e o açúcar, tempere com sal e mexa até obter uma mistura homogênea.

Misture os vegetais com o molho e mexa bastante. Reserve por uma hora na geladeira antes de servir.

✕ SABOROSO
Para dar mais sabor, acrescente maçãs picadas ou sementes de salsão.

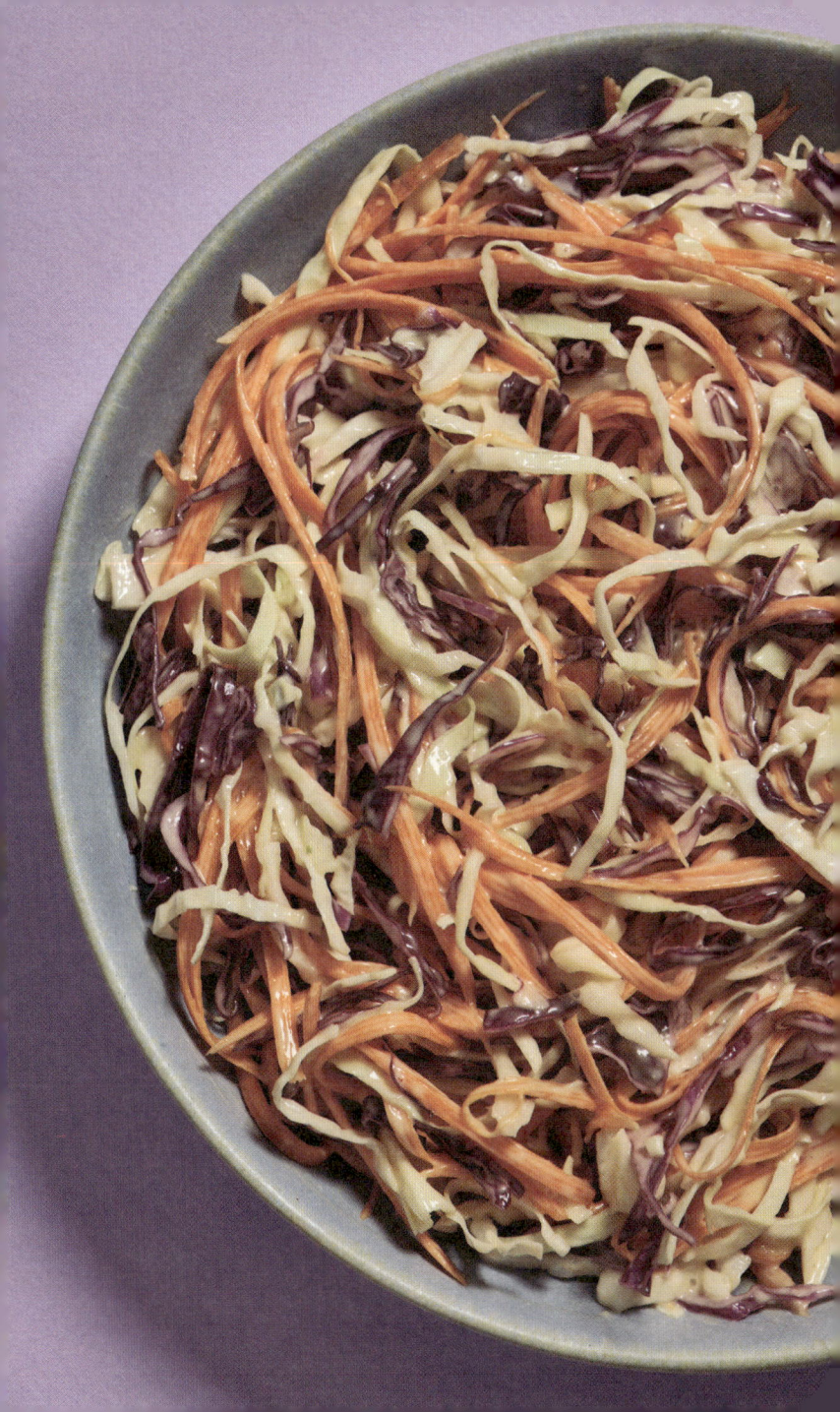

Salada russa
(Salada de maionese)

Requer cozimento

Apesar de ser conhecida como russa, esta salada também é patrimônio de outras cidades da Europa central e é muito popular na América Latina. Tem um grande destaque nas festas de fim de ano, inclusive no Ano Novo russo.

INGREDIENTES

4 batatas médias
2 cenouras
100 g ervilhas cozidas (ou em lata)
2 ovos
2 salsichas
1 cebola
½ xícara de pepinos em conserva
Maionese, a gosto
Sal e pimenta, a gosto

A maior salada russa já preparada pesava 1841 quilos.

Modo de Preparo

Cozinhe separadamente as batatas e as cenouras na água fervente com sal. Quando estiverem macias, mas sem desmanchar, escorra, deixe-as ficarem mornas e corte-as em cubos. Coloque-as numa tigela grande.

Cozinhe as ervilhas em água fervente até que fiquem macias, coloque-as na tigela. Cozinhe os ovos em água fervente por 10 minutos. Esfrie-os debaixo da torneira com água fria, descasque e pique-os. Coloque-os na salada.

Cozinhe as salsichas por 5 minutos em água fervente. Corte-as em rodelas e coloque-as na tigela.

Pique a cebola e corte os pepinos em cubos. Coloque-os na salada.

Misture bem todos os ingredientes e tempere com sal, pimenta e maionese a gosto.
Deixe descansar por alguns minutos na geladeira antes de servir.

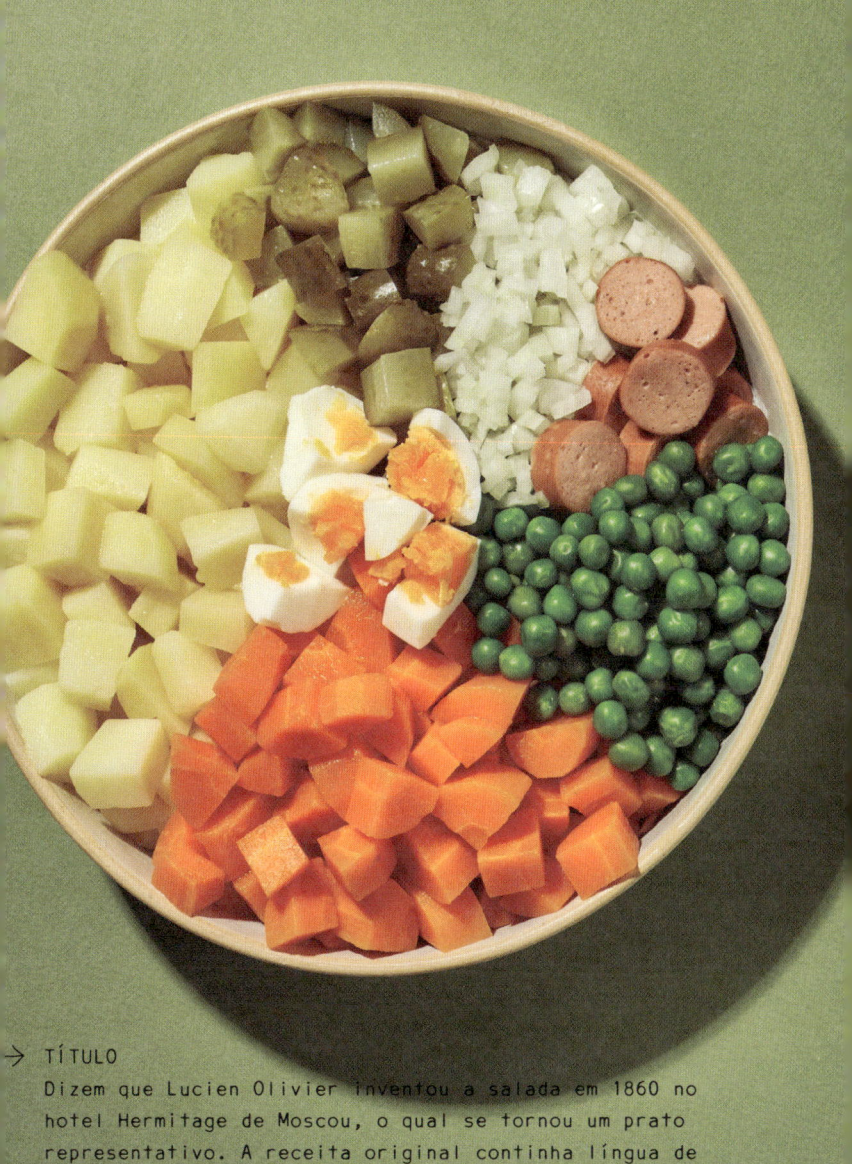

→ TÍTULO
Dizem que Lucien Olivier inventou a salada em 1860 no hotel Hermitage de Moscou, o qual se tornou um prato representativo. A receita original continha língua de boi, caviar, alface, pato defumado e até perdiz.

Ambrosia

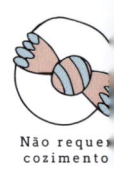

Não requer cozimento

Imoral como poucas, costuma aparecer nos jantares do Dia de Ação de Graças ou no Natal no sul dos Estados Unidos. Esta mistura tão original apareceu em meados de 1800 quando o coco ainda era uma fruta exótica. Este e outros ingredientes importados deram a esta salada um ar luxuoso. Seu nome faz alusão a algo delicioso ou de boa fragrância e toma o nome da mitologia grega, em que a "ambrosia" era o néctar divino.

INGREDIENTES

1 ½ xícaras de creme de leite
1 colher (sopa) de açúcar
½ xícara de iogurte de baunilha
½ abacaxi
3 mexericas
½ xícara de cerejas em calda
2 xícaras de mini marshmallows
1 xícara de lascas de coco ou coco ralado
1 xícara de nozes

Modo de Preparo

Em uma tigela previamente tirada da geladeira bata o creme de leite na batedeira com açúcar por 6 minutos ou até obter o ponto, ou seja, até que o creme tenha consistência, mas que ainda se mantenha líquida. Acrescente o iogurte com uma espátula. Reserve na geladeira.

Corte o abacaxi em cubos pequenos e deixe secar no papel toalha. Separe os gomos das mexericas e seque-os com papel toalha.

Escorra as cerejas e retire o líquido excedente com papel toalha.

Misture todas as frutas com os marshmallows, o coco ralado e as nozes picadas. Acrescente o creme e misture com cuidado, certificando-se de que tudo fique coberto por ele.

Deixe descansar na geladeira por pelo menos duas horas antes de servir.

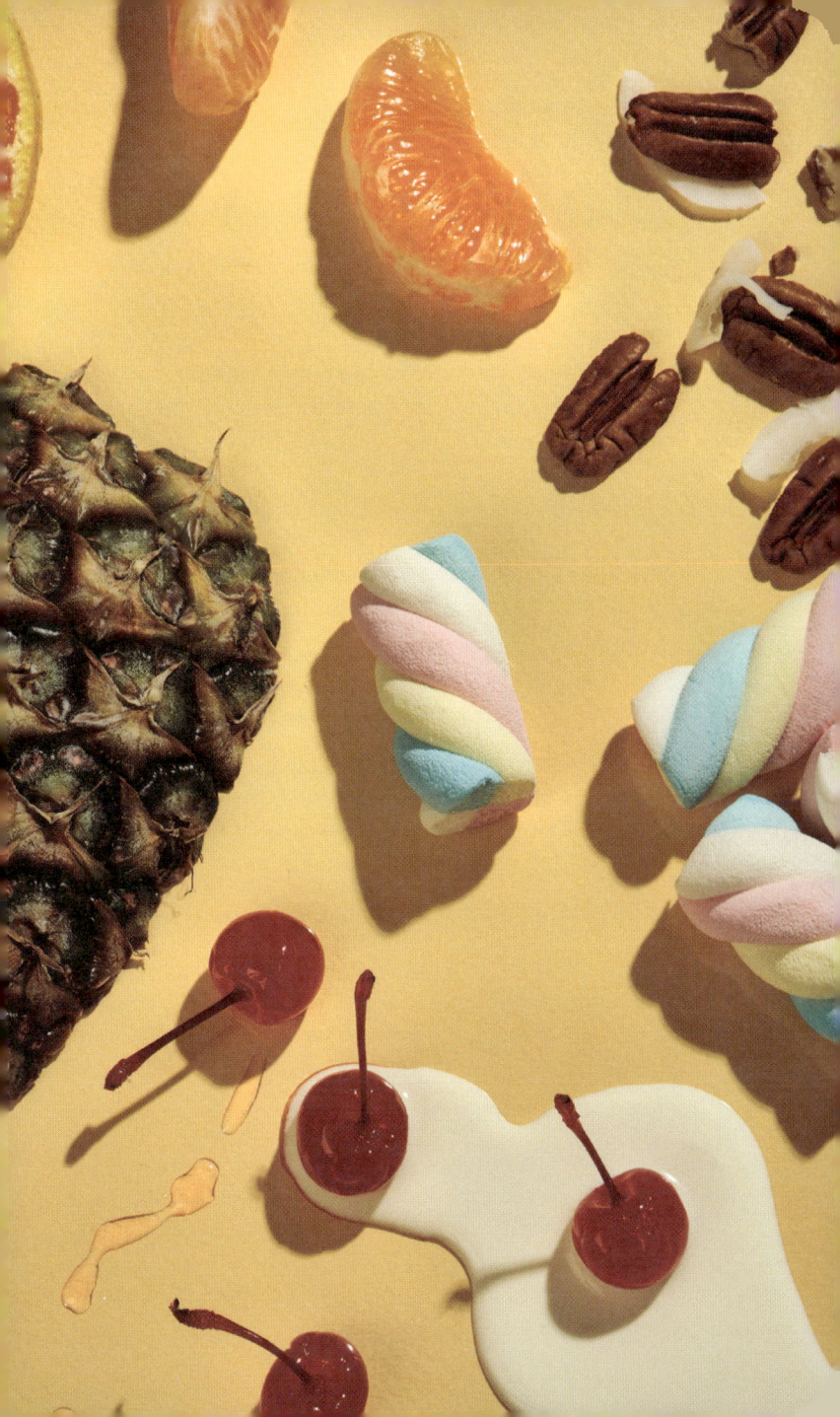

Salada de batata e aneto

Requer cozimento

Ainda que a sua origem não tenha sido confirmada, é muito provável que a salada de batata tenha se originado na Alemanha, desde que migrou para o resto da Europa e depois para a América, de onde esse tubérculo é originário. Sua popularidade massiva começou nos anos vinte quando os supermercados foram invadidos pela maionese industrial de pote.

INGREDIENTES

500 g de batatas pequenas
1 salsão

Para o tempero
2 colheres (sopa) de maionese
1 colheres (sopa) de mostarda
1 colher (sopa) de grãos de mostarda
½ colher (sopa) de suco de limão
2 colheres (sopa) de aneto
1 ramo de cebolinha picada
1 colher (sopa) de pepinos em conserva
Sal e pimenta a gosto

Modo de Preparo

Corte as batatas em pedaços médios e coloque-os em uma panela com água fria. Esquente em fogo moderado até que comece a ferver. Baixe o fogo e cozinhe as batatas de 15-20 minutos ou até que fiquem macias. Assim que estiverem prontas, escorra a água e esfrie as batatas embaixo de água fria corrente.

Para o tempero, passe no mixer todos os ingredientes, salpimente e reserve.

Misture as batatas com o salsão bem limpo e picado. Tempere com o molho e misture bem. Reserve na geladeira uma hora antes de servir.

✕ RÉCORD MUNDIAL: A Letônia mantém o record da maior salada de batatas do mundo, com 3266 toneladas. Esta salada continha mais de 500 quilos de maionese, 940 de batatas cozidas e 6000 ovos cozidos.

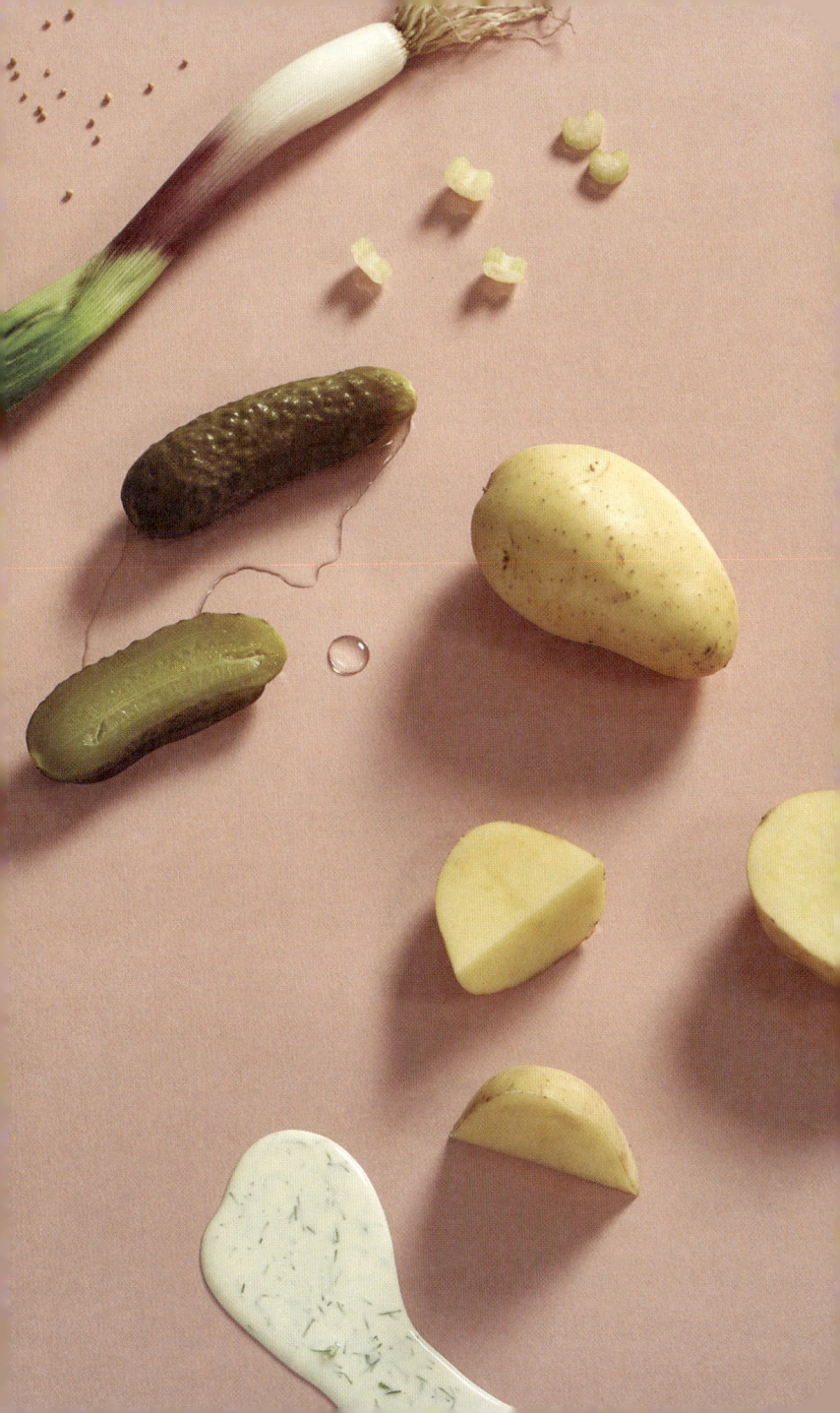

Salada tailandesa yum woon sen

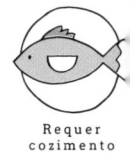

Requer cozimento

Você quer viajar para a Tailândia por porções? Esta salada thai é muito fácil de preparar e além do mais tem poucas calorias. O segredo é dominar a pimenta e brincar com as texturas: desde a elasticidade do macarrão passando pela crocância do amendoim torrado.

INGREDIENTES

40 g de macarrão de vidro (macarrão de celofane)
¼ de xícara de camarões desidratados
1 colher (sopa) de alho picado e refogado
½ xícara de amendoim torrado
½ cebola
1 xícara de salsão
3 pimentas picantes
¼ de xícara de folha de coentro

Para o tempero
Suco de 2 limões
1 colher (sopa) de molho de peixe
½ colher (café) de açúcar

Modo de Preparo

Coloque o macarrão em uma tigela que aguente altas temperaturas e cubra com água fervente. Deixe descansar por 5 minutos. Escorra bem e passe o macarrão para uma tigela grande.

Refogue os camarões desidratados em uma frigideira quente até que fiquem crocantes e dourados. Reserve.

Para o molho, misture o suco de limão com o molho de peixe e o açúcar.

Acrescente o alho picado ao macarrão e misture. Coloque o molho, o amendoim, os camarões limpos, a cebola cortada em juliana, o salsão em rodelas finas, as pimentas picadas e o coentro. Mexa muito bem e sirva imediatamente.

✕ Os camarões desidratados possuem um sabor muito particular, mas se você não conseguir, pode substituí-los por camarões frescos.

→ O macarrão de celofane (fensi) ou macarrão de vidro, também conhecido como harusame, é transparente e pegajoso. Absorve muita água, com uma pequena porção você já se sente satisfeito.

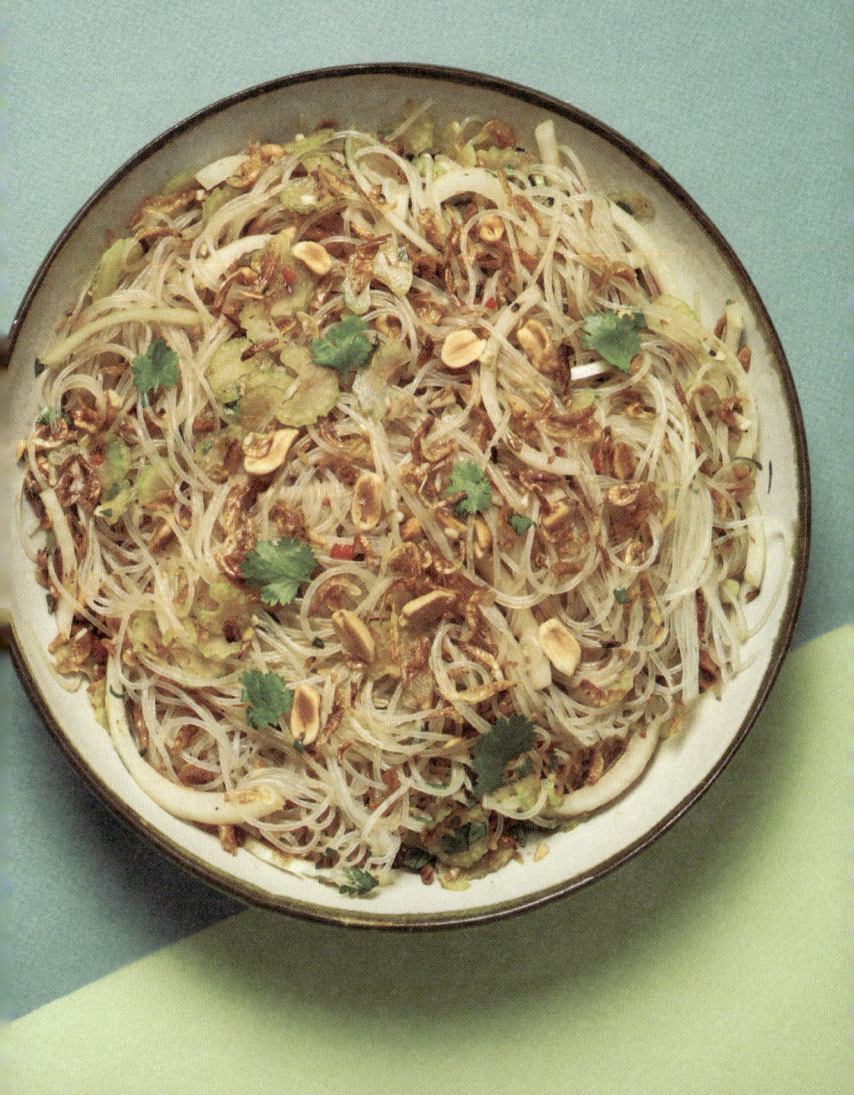

Waldorf

Não requer cozimento

O lendário Oscar Tschirky, maître do Hotel Waldorf-Astoria em Nova Iorque, criou esta salada para um baile de caridade em 1896. Tschirky desenvolveu para o famoso hotel muitos de seus pratos mais representativos.

INGREDIENTES

2 maçãs verdes
¼ de xícara de uva-passa
1 xícara de salsão
1 xícara de nozes
1 alface romana ou manteiga

Para o tempero
6 colheres (sopa) de maionese
1 colher (sopa) de suco de limão
Sal e pimenta, a gosto

Modo de Preparo

Para o tempero, misture bem a maionese e o suco de limão. Salpimente e reserve na geladeira.

Descasque as maçãs e corte-as em cubos ou meias rodelas finas. Misture as uvas-passas, o salsão em rodelas finas, as nozes picadas e a alface cortada bem fininha.

Tempere com o molho, misture bem e sirva.

A salada esmeralda é uma parente distante da Waldorf. Neste caso, a couve-flor substitui o salsão.

→ VERSÃO MODERNA
Uma variação moderna é substituir a maionese pelo molho de iogurte e acrescentar peito de peru ou frango.

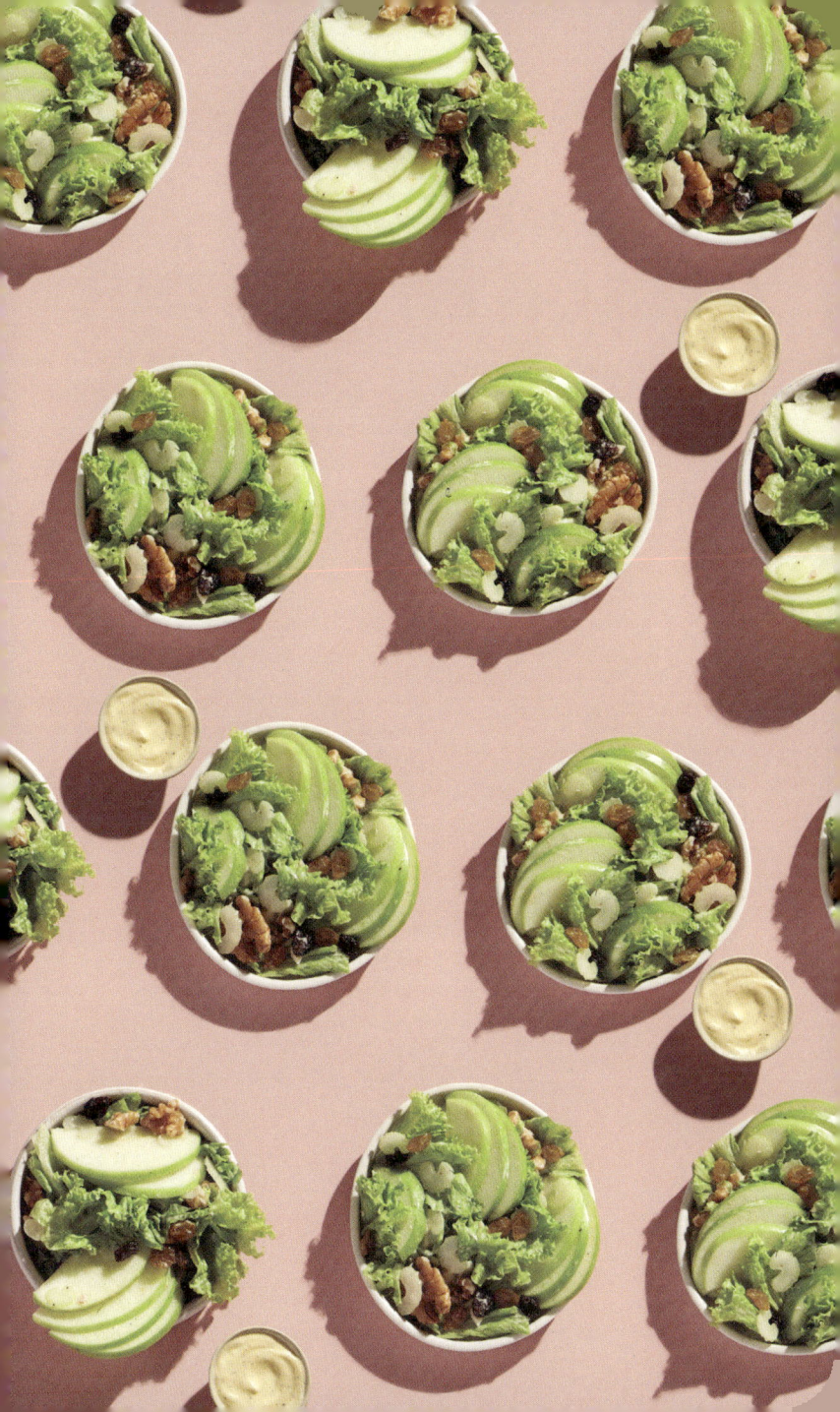

Havaiana de mexerica, abacate e romã

Não requer cozimento

Não restam dúvidas de que o Havaí é um dos destinos mais sonhados para as férias pelo mundo inteiro. As praias paradisíacas e a comida tão particular são capazes de deixar qualquer um louco. Esta receita, que leva o nome do famoso estado, tem esse mesmo efeito em quem a experimenta.

INGREDIENTES

2 xícaras de espinafre baby
3 mexericas
¾ de xícara de romã
1 abacate
¼ de xícara de amêndoas
¼ de xícara de nozes

Para o molho
2 colheres (sopa) de vinagre de vinho
1 colher (café) de sal
1 ½ colheres (sopa) de açúcar
½ xícara de maionese
1 ½ colheres (sopa) de mel
1 colher (café) de sementes de papoula

Modo de Preparo

Para o molho, misture em uma tigela o vinagre com o sal e o açúcar. Mexa até que ambos sejam dissolvidos. Acrescente a maionese, o mel e as sementes de papoula. Misture bem. Se o molho ficar muito espesso, pode-se acrescentar uma colher de leite para deixá-lo mais leve. Reserve na geladeira até utilizar.

Para a salada, misture em uma tigela os espinafres baby lavados, as mexericas sem cascas e em gomos, os grãos de romã, o abacate em cubos, as amêndoas fatiadas e as nozes picadas.

Tempere com o molho e sirva.

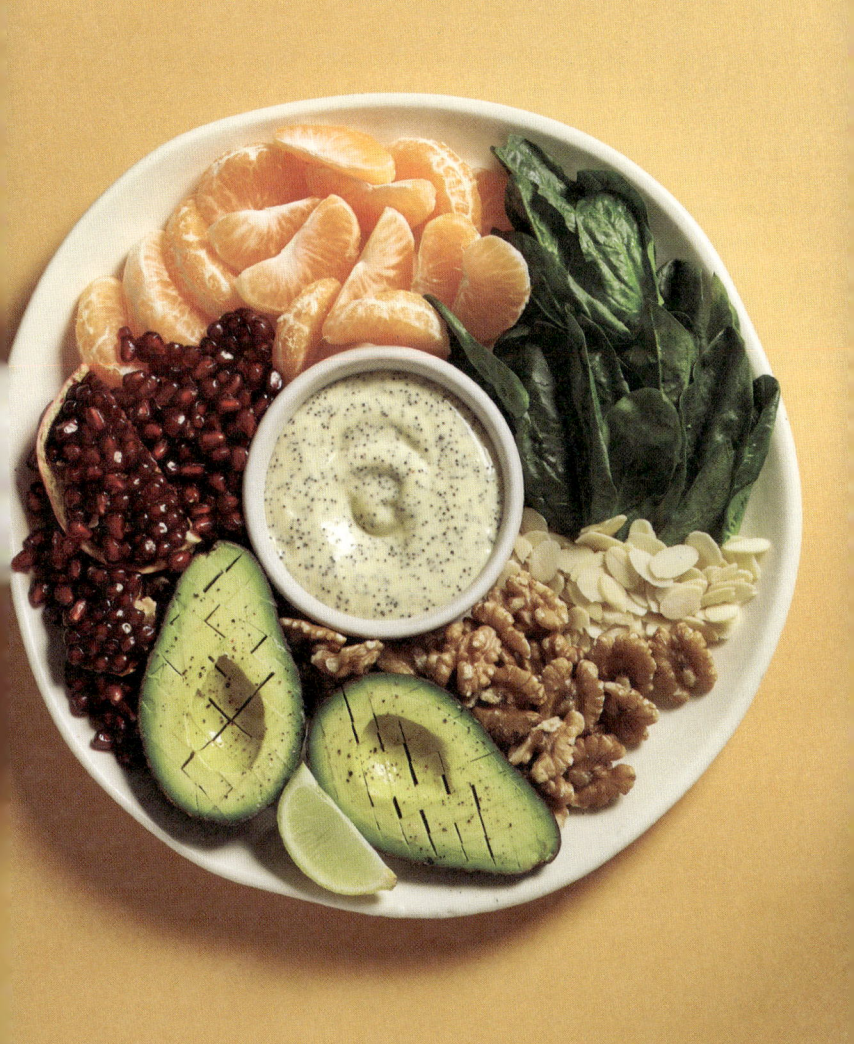

Salada de rúcula e parmesão

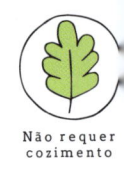

Não requer cozimento

Você precisa resolver rápido, mas quer comer algo delicioso? Então, esta salada é a equação perfeita porque se pode obter o máximo de sabor com o mínimo de esforço. Tente preparar em casa este clássico do churrasco argentino.

INGREDIENTES

2 xícaras de rúcula
60 g de parmesão
2 colheres (sopa) de redução de vinagre balsâmico
4 colheres (sopa) de azeite de oliva
Sal e pimenta, a gosto

Modo de Preparo

Lavar e secar muito bem a rúcula.

Junte a rúcula com o parmesão ralado grosso, tempere com sal, pimenta, a redução de vinagre balsâmico e o azeite de oliva. Misture bem e sirva.

→ COMO GUARDAR A RÚCULA?
Lave e seque a rúcula cuidadosamente. Embrulhe-as em papel toalha, cozinhe em uma tupperware ou plásticos herméticos e guarde-os na geladeira.

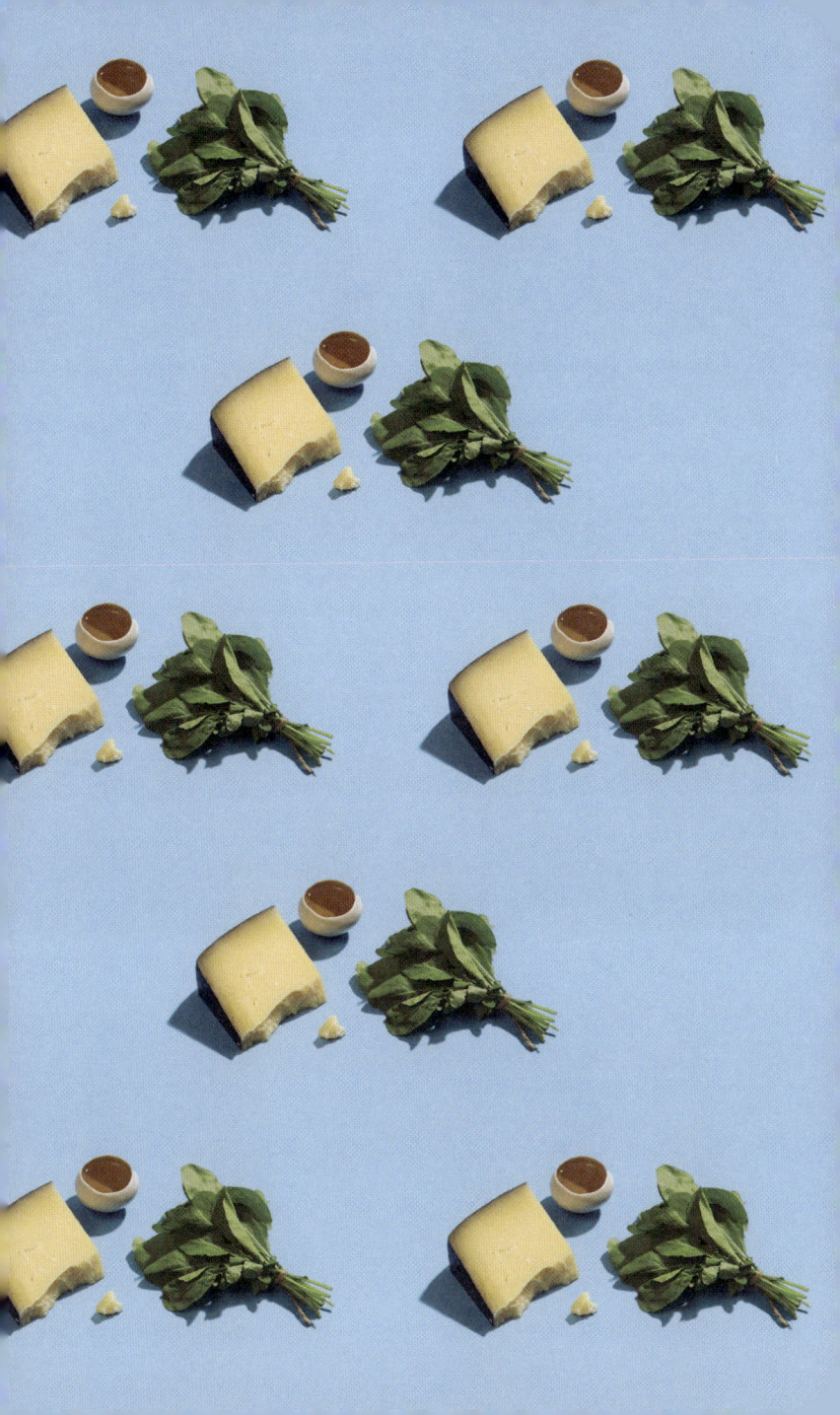

Grega

Não requer cozimento

A salada grega ou salada *horiatiki*, como eles a chamam, se traduz como "povoado" ou "salada rústica". É provável que tenha sido criada com o que os produtores de alimentos tinham à mão: tomate, pepino, cebola, azeitona, queijo fetta, azeite de oliva e vinagre.

INGREDIENTES

4 tomates
1 pepino
1 pimentão verde
1 cebola roxa
1 colher (sopa) de orégano
2 colheres (sopa) de vinagre de vinho
4 colheres (sopa) de azeite de oliva
1 xícara de azeitonas pretas
100 g de queijo fetta
Sal, a gosto

Modo de Preparo

Corte os tomates limpos em quatro partes, o pepino em rodelas e o pimentão verde e a cebola roxa em juliana fina.

Misture em uma tigela grande os tomates com o pepino, o pimentão e a cebola. Tempere com sal a gosto, o orégano, o vinagre de vinho e o azeite de oliva.

Misture bem. Acrescente as azeitonas sem caroços e o queijo fetta cortado em triângulos.

Antes de servir acrescente um pouco mais de azeite de oliva.

✗ MAIS QUEIJO, POR FAVOR
Fetta, com certeza o queijo grego mais famoso, é um queijo branco de baixa caloria. Tradicionalmente, é preparado com uma mistura de leite de cabra e de ovelha.

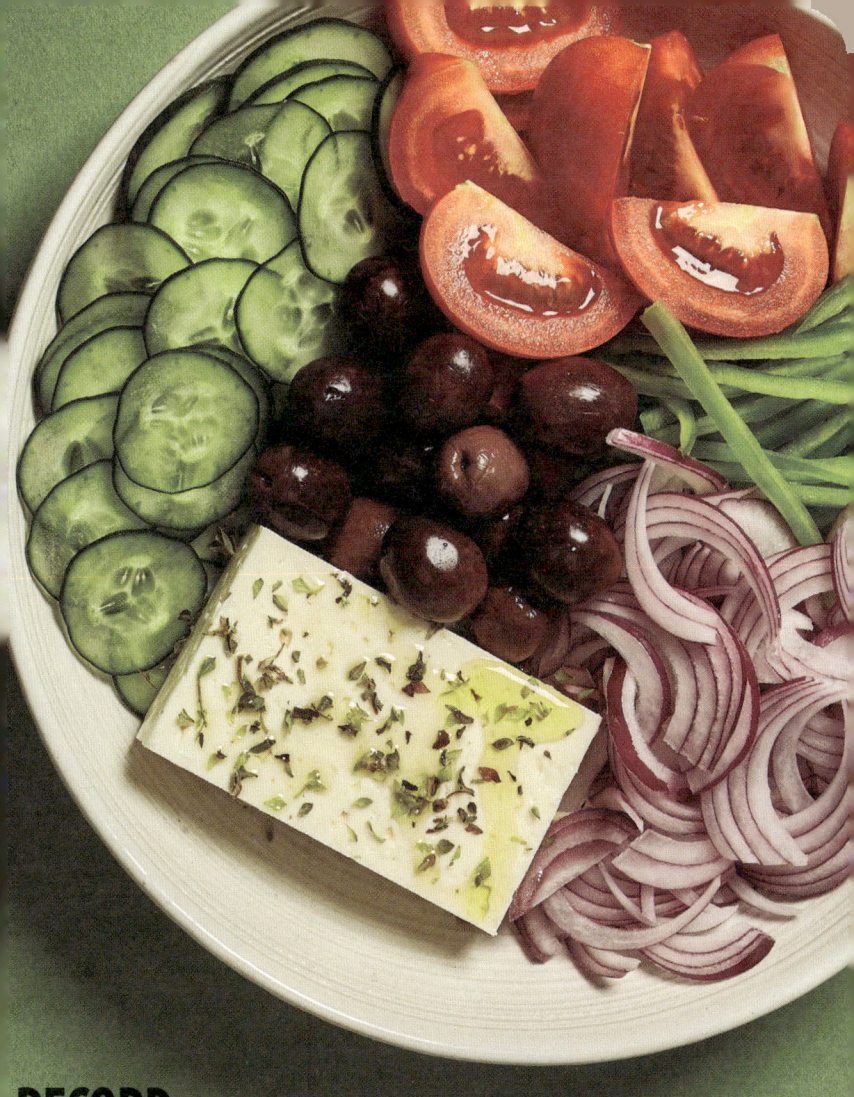

RECORD
Na Praça Vermelha de Moscou foi preparada a maior salada grega que jamais havia sido feita antes: pesava mais de 20 toneladas.

Salada de feijão preto e milho

Não requer cozimento

Esta receita além de ser fresca e super nutritiva reúne alguns dos sabores mais famosos da cozinha Tex-Mex. Tente colocar coentro e fazer o molho bem picante.

INGREDIENTES

2 xícaras de feijão preto cozido
1 xícara de grãos de milho cozido
¼ de xícara de cebola roxa
1 abacate
1 pimenta-jalapenho

Para o tempero
⅓ xícara de folhas de coentro picadas
¼ de xícara de suco de limão
⅓ de xícara de azeite de oliva
2 colheres (sopa) de mel
1 colher (café) de pimenta chili em pó
1 colher (café) de cominho
Sal e pimenta, a gosto

Modo de Preparo

Para o tempero, misture o coentro com o suco de limão, o azeite de oliva, o mel, a pimenta chili, o cominho, o sal e a pimenta.
Misture bem e reserve.

Misture em uma tigela grande o feijão preto cozido, os grãos de milho cozido, a cebola roxa picada, o abacate sem casca e em cubos e a pimenta-jalapenho em rodelas finas.

Tempere com o molho. Reserve uns minutos na geladeira antes de servir.

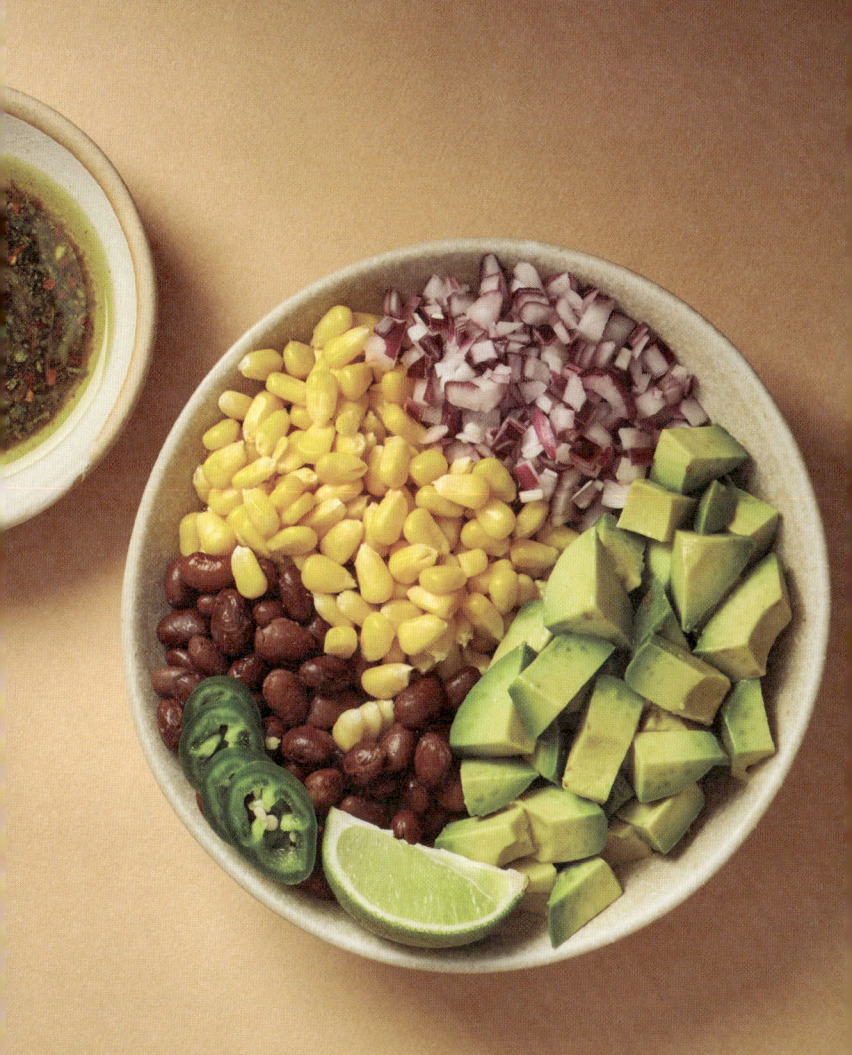

✗ COMO COZINHAR FEIJÃO PRETO?
Lave o feijão seco para remover a sujeira. Deixe de molho por uma noite para reduzir o tempo de cozimento. Cubra com água fresca. Cozinhe o feijão em fogo alto, quando começar a ferver, baixe o fogo para o mínimo (precisam cozinhar com um fervor suave para não desmanchar), tampe e mantenha o cozimento até que fiquem macios.

Solterito peruano

Requer cozimento

Esta salada é proveniente de Arequipa, uma cidade rodeada por vulcões no sul do Peru. Nas "picanterías", casas de comida onde se preservam as tradições gastronômicas pré-colombianas, se costuma oferecer essa salada. Se você passear pelo Peru, não deixe de visitar a uma delas para provar a "chicha" e algum dos seus pratos bem apimentados.

INGREDIENTES

2 espigas de milho (ou 1 lata de grãos de milho)
250 g de vagem
½ xícara de cebola roxa
1 xícara de tomates cerejas
½ pimenta-jalapenho
1 xícara de queijo fetta
2 colheres (sopa) de vinagre de vinho
6 colheres (sopa) de azeite de oliva
¼ de xícara de azeitonas pretas
2 colheres (sopa) de coentro
Sal e pimenta, a gosto

Modo de Preparo

Lave as espigas de milho e cozinhe em água abundante fervente por 15 minutos. Deixe esfriar e retire os grãos.

Cozinhe a vagem em água abundante fervente por 5 minutos. Escorra e esfrie debaixo da torneira de água fria.

Misture em uma tigela grande o milho com a vagem, a cebola roxa picada, os tomates cerejas cortados ao meio, a pimenta-jalapenho picada e o queijo fetta em cubos.

Tempere com sal, pimenta, vinagre e azeite de oliva. Misture bem. Sirva com azeitonas e coentro.

✗ No Peru crescem mais de 55 variedades de milho, incluindo o amarelo, o roxo, o preto e o branco.

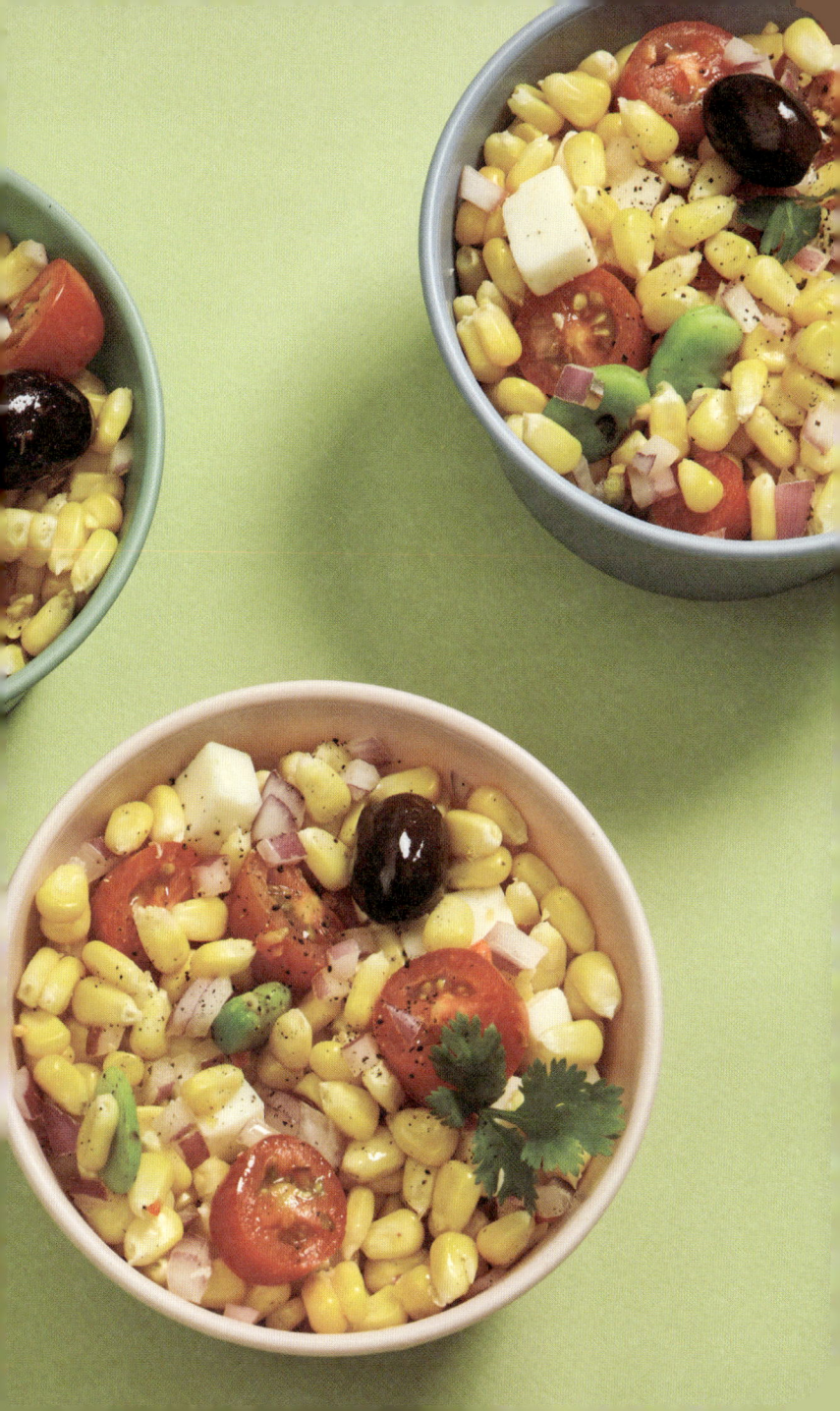

Salada fiambre (de frios) guatemalteco

Requer cozimento

Tradicionalmente, no Dia de Todos os Santos e no Dia de Todos os Mortos, as famílias guatemaltecas levam os pratos favoritos dos seus falecidos ao cemitério. Num certo dia, decidiram que em vez de levar várias comidas, combinariam pratos diferentes. Assim criaram esta salada *all inclusive.* Esta receita varia de acordo com cada família e costuma conter ao menos uma dúzia de ingredientes.

INGREDIENTES

Legumes (vários tipos)
3 cenouras
200 g de vagem
400 g de batatinhas (estilo andinas)
½ couve-flor ou couve de bruxelas (a gosto)
½ repolho
125 g de aspargos
150 g de ervilha
400 g de beterraba cozida
150 g de palmitos
100 g de milho em conserva
Folhas de alface a gosto
4 colheres (sopa) de alcaparra
4 rabanetes
12 azeitonas verdes
3 flores de pacaya (opcional)

Carnes (vários tipos)
400 g de peito de frango
125 g de linguiça vermelha
125 g de linguiça preta (chouriço)
125 g de linguiça amarela
125 g de salsicha
125 g de *botifarra* (salsicha elaborada com anis e outras especiarias)
125 g de carne seca
125 g de presunto
125 g de salame
125 g de linguiça calabresa (ou com hortelã e pimenta)
125 g de mortadela

Ovos e laticínios (vários tipos)
4 ovos cozidos cortados pela metade
200 g de queijo cheddar em rodelas
400 g de queijo fresco cortado
400 g de queijo prato (ou parmesão)

Para o tempero
500 ml de vinagre
250 ml de azeite de oliva
3 colheres (sopa) de mostarda
½ maço de salsinha
1 ramo de tomilho
1 ramo de orégano
2 colheres (sopa) de açúcar
½ colher (café) de pimenta-do-reino
Sal, a gosto

Modo de Preparo

→ UM DIA ANTES

Cozinhe todos os vegetais separadamente. Controle o tempo, considere que os vegetais devem cozinhar, mas não desmanchar.

Cozinhe as cenouras cortadas em rodelas em bastante água fervente de 10 a 12 minutos. Branqueie a vagem em bastante água fervente durante 5 minutos. Escorra e corte-as em pedaços de 3 centímetros. Descasque as batatinhas e corte-as em cubos, cozinhe por 8 minutos em água fervente ou até que estejam macias. Cozinhe a couve-flor cortada em flores pequenas em bastante água fervente de 8 a 10 minutos. Branqueie o repolho cortado em tiras finas em abundante água fervente durante 5 minutos. Cozinhe os aspargos em bastante água fervente de 3 a 5 minutos. Corte a metade deles em pedaços de 3 centímetros e guarde o restante para decorar a salada.

Cozinhe as ervilhas em bastante água fervente de 6 a 8 minutos.

Cozinhe o frango em água fervente temperada com sal e pimenta durante uns 20 minutos. Tire a gordura assim que o frango tiver esfriado. Desfie e reserve.

Para o molho, misture em um liquidificador uma xícara de água do cozimento do frango com o vinagre, o azeite de oliva, a mostarda, a salsinha picada, o tomilho, o orégano, o açúcar, o sal e a pimenta. Cozinhe em fogo lento por 10 minutos e depois deixe que esfrie durante a noite. Misture todas as verduras cozidas com as beterrabas em rodelas, os palmitos e os milhos baby. Coloque o molho por cima e deixe descansar a noite toda na geladeira.

→ NO DIA DE SERVIR

Asse ou frite as linguiças, as salsichas e as carnes que precisarem. Corte as linguiças em rodelas, o presunto em tiras finas e a calabresa, o salame e a mortadela em cubos.

Misture as verduras com as carnes. Reserve um pouco de presunto (ou outros frios) para decorar.

Coloque as folhas de alface na base de uma forma grande. Espalhe uma camada da mistura de verduras e carnes.

Decore com os aspargos, as alcaparras, os rabanetes, as azeitonas, os ovos cozidos, o presunto e o queijo.

Sirva a salada bem fria.

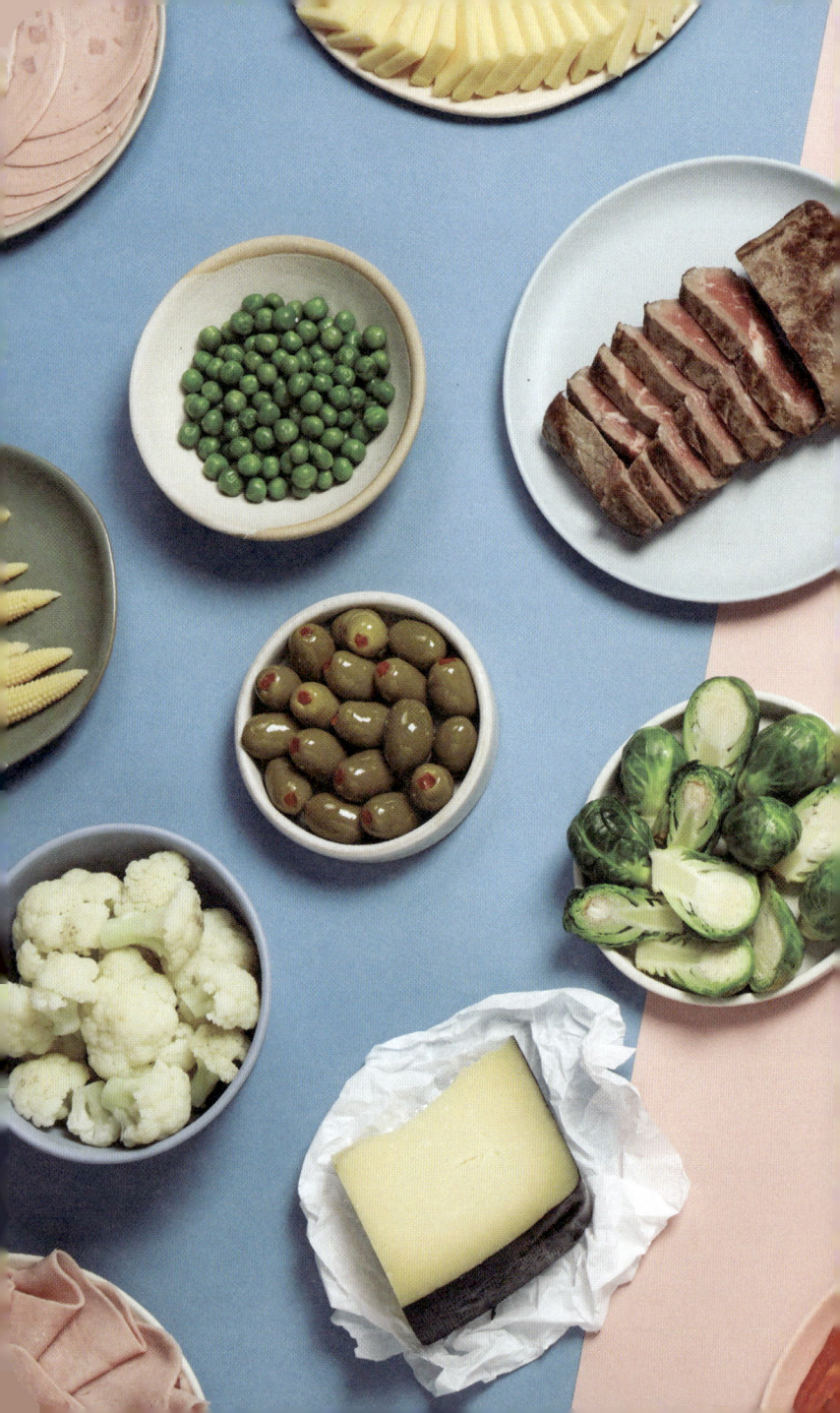

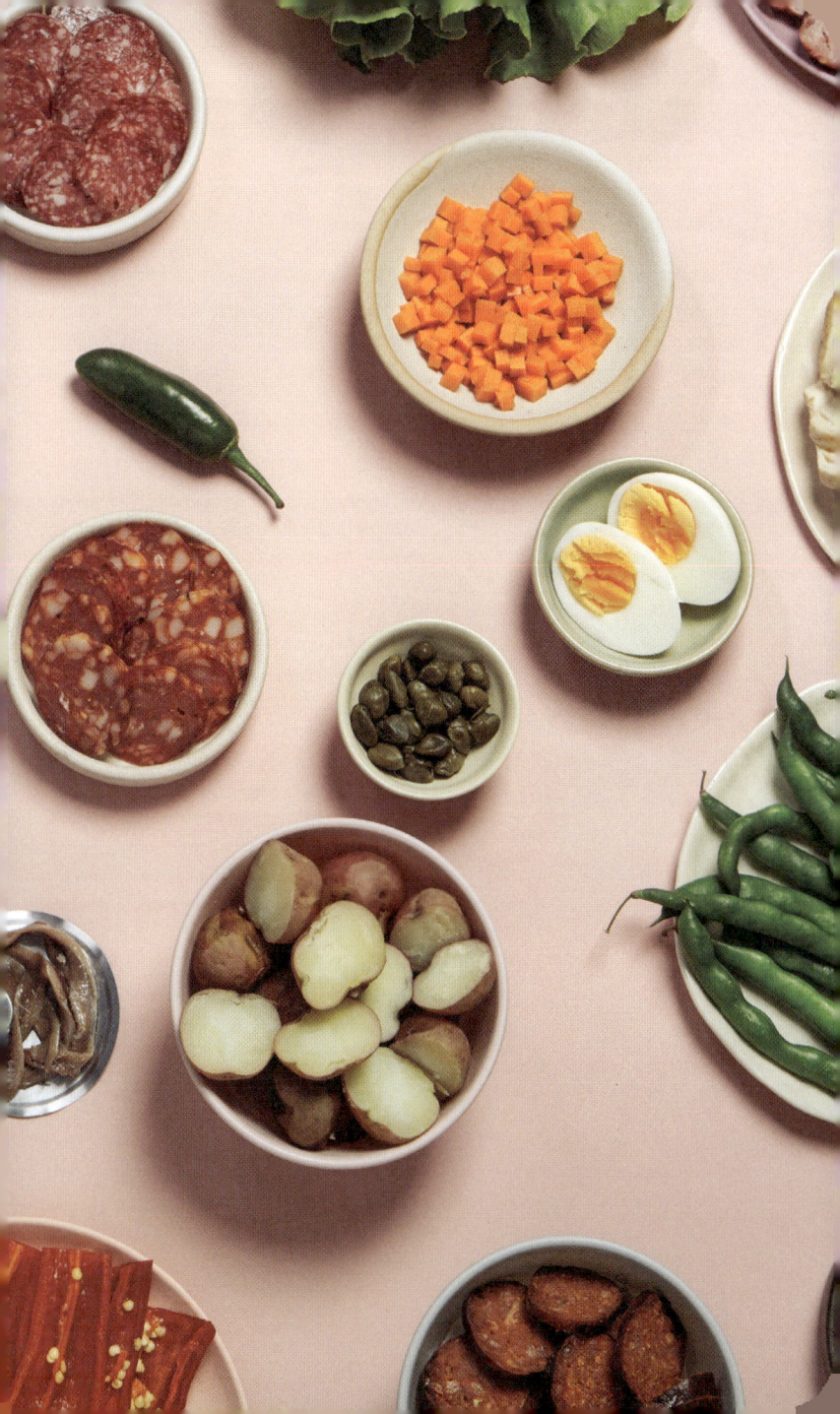

Salada wedge (de cunha)

Requer cozimento

Um clássico indiscutível dos churrascos norte-americanos. De arquitetura infalível e ingredientes à primeira vista pouco amigáveis, esta receita vai te surpreender em cada porção com crocância, cremosidade e sabor!

INGREDIENTES

1 alface repolhuda
4 fatias de bacon
1 xícara de tomates cereja
¼ de xícara de cebolinha
1 xícara de molho de queijo azul
¼ xícara de queijo azul

Para o molho de queijo azul

½ xícara de maionese
½ xícara de requeijão
½ xícara de soro de coalhada
1 colher (café) de sal
1 colher (café) de pimenta-do-reino
1 colher (café) de alho em pó
2 colheres (sopa) de vinagre de maçã
60 g de queijo azul

Modo de Preparo

Para o molho de queijo azul, processe todos os ingredientes por uns 10 minutos. Acrescente uns pedaços grandes de queijo azul para dar mais textura. Reserve na geladeira.

Tire as folhas externas da alface. Corte-a em quatro partes e retire o centro. Doure o bacon em uma frigideira quente em ambos os lados até que fique crocante. Deixe descansar sobre o papel toalha.

Para montar a salada, espalhe um quarto da alface no prato, acrescente o molho, o bacon partido com as mãos, os tomates cereja cortados em quatro partes ou ao meio, a cebolinha picada e pedaços de queijo azul adicional. Sirva imediatamente.

DICA: Para fazer o soro de coalhada apenas misture ½ xícara de leite com umas gotas de limão e deixe descansar por uns minutos.

COMO FAZER A CUNHA? Retire as folhas exteriores de uma alface americana. Corte na metade e depois corte cada metade novamente em dois. Não corte o cabo, é extremamente necessário para manter as cunhas em seu lugar. Lave a alface com cuidado e seque com um pano dando pequenos socos.

Para comer com garfo e faca!

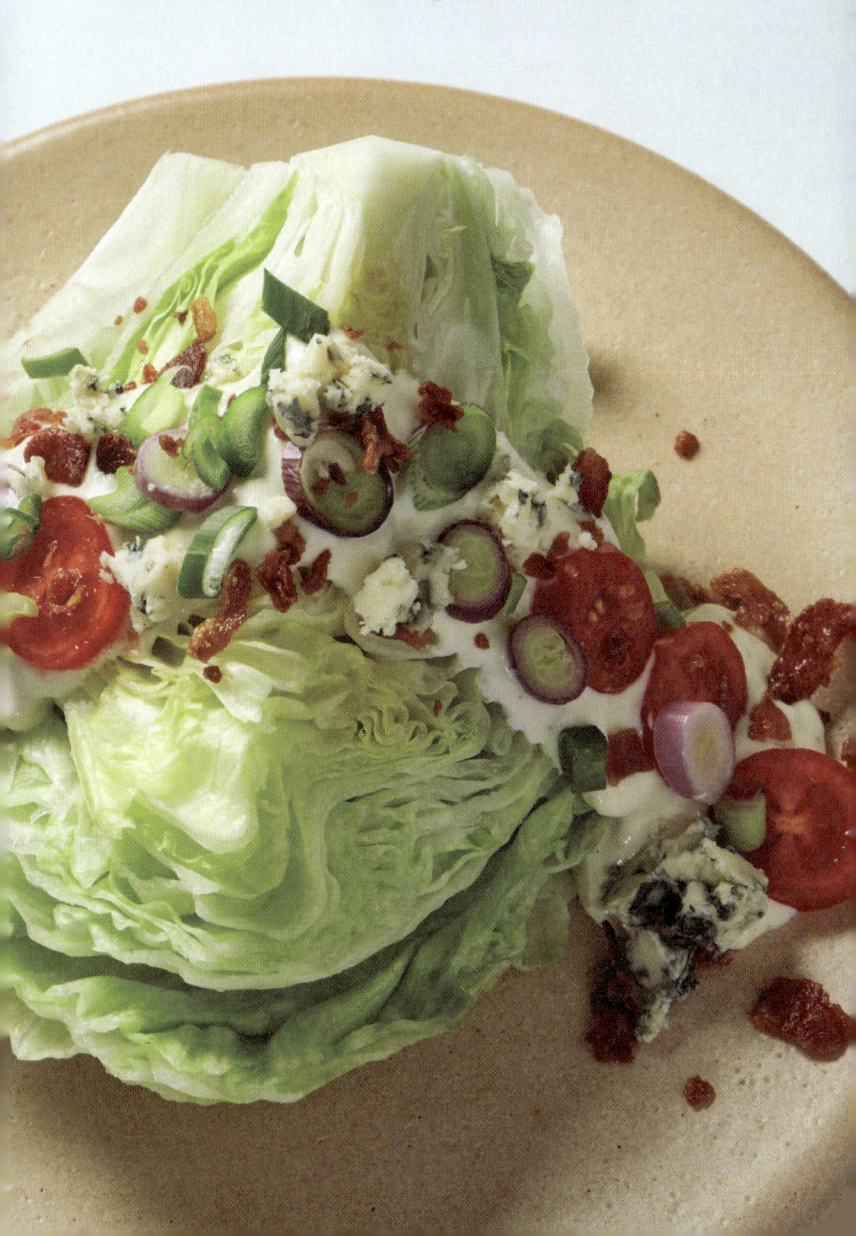

Mista

Não requer cozimento

Em um churrasco argentino há poucas verduras, no entanto a salada mista não pode faltar. Simples e tentadora contém apenas três ingredientes: alface, tomate e cebola. Esta combinação tão leve é a única que poderia limpar o paladar depois de ter comido carne como se fosse a última vez.

INGREDIENTES

½ cebola
1 alface crespa
2 tomates
2 colheres (sopa) de azeite de oliva
1 colher (sopa) de vinagre balsâmico
Sal, a gosto

Modo de Preparo

Deixe a cebola roxa cortada em pluma de molho na água por 10 minutos. Escorra bem.

Corte a alface com a mão, misture com os tomates cortados em cubos e a cebola.

Monte um vinagrete com o azeite de oliva, o vinagre balsâmico e o sal. Misture bem.

Tempere a salada com o vinagrete e sirva.

→ DICA QUENTE
O que você acha de temperar a salada com chumichurri para fazer uma festa argentina na sua boca?

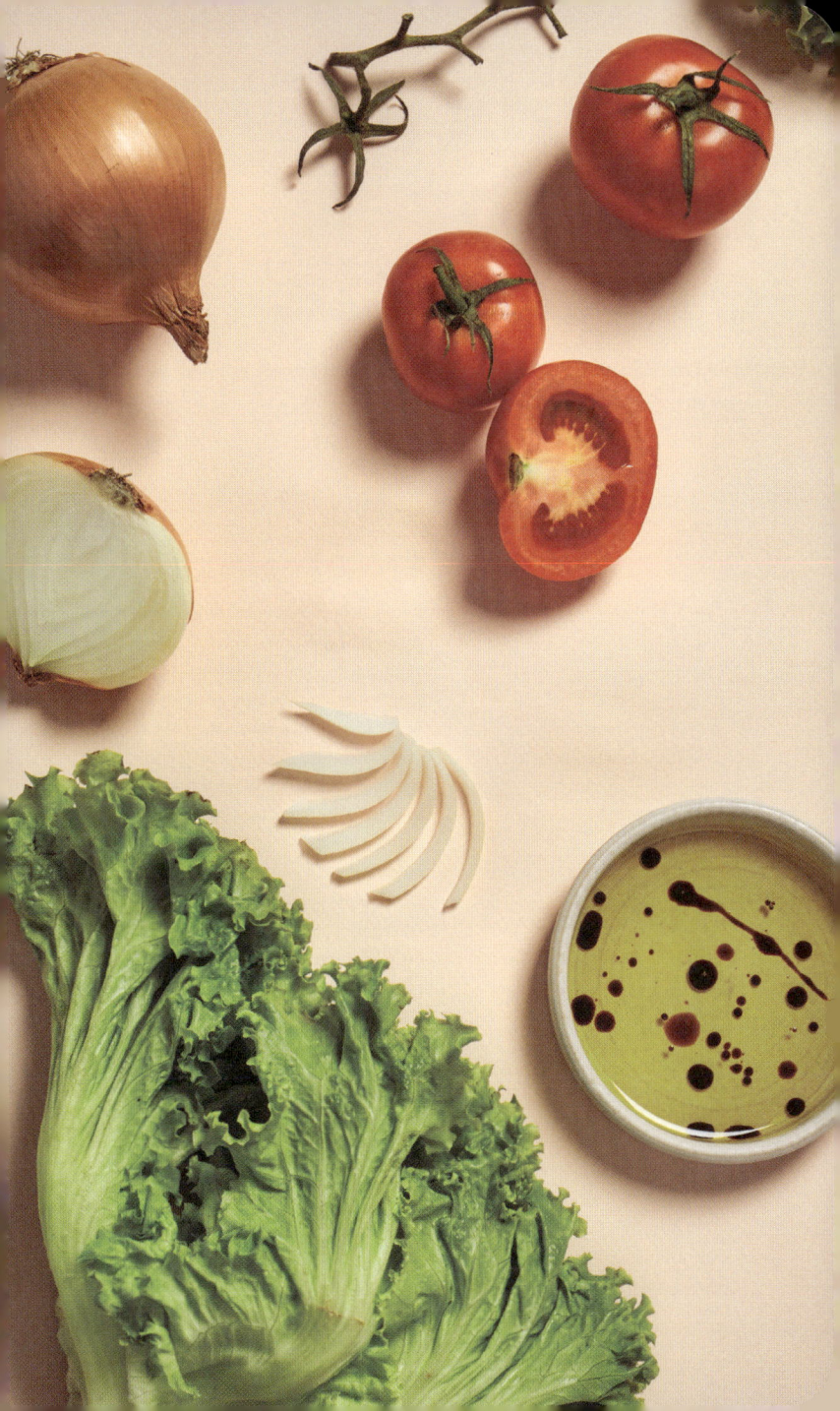

Salada de pepino e melancia

Não requer cozimento

Nos últimos tempos você tem abusado da comida e da bebida? Talvez seja o momento de experimentar uma salada detox. O pepino e a melancia pertencem à família das cucurbitáceas e juntas formam esse prato delicioso que também pode ser batido e tomado como suco.

INGREDIENTES

3 xícaras de melancia sem semente
1 pepino
1 manga
¼ de xícara de amendoim salgado, torrado e picado.
¼ de xícara de coentro
¼ de xícara de folhas de manjericão

Para o tempero

1 colher (sopa) de molho de soja
½ colher (sopa) de gengibre
1 colher (sopa) de suco de limão
1 colher (sopa) de vinagre de arroz

Modo de Preparo

Para o tempero, misture em uma tigela o molho de soja, o gengibre ralado, o suco de limão e o vinagre de arroz. Reserve.

Corte a melancia sem sementes em cubos ou obtenha esferas com um boleador. Espalhe as melancias em uma tigela grande.

Corte o pepino ao meio e faça tiras, com a ajuda de uma colher tire as sementes. Corte-o em lâminas, triângulos ou cubos. Misture com a melancia.

Descasque a manga e corte em lâminas finas. Acrescente à tigela. Tempere com o molho e deixe descansar por 30 minutos na geladeira. Retire o excesso de líquido. Acrescente o amendoim, o coentro picado e as folhas de manjericão antes de servir.

✕ CUCAMELON: é uma mistura entre o pepino e a melancia e um dos alimentos mais macios que existem! Também é conhecido como mini melancia ou mini-pepino mexicano e seu sabor parece com o do pepino, mas com um toque cítrico.

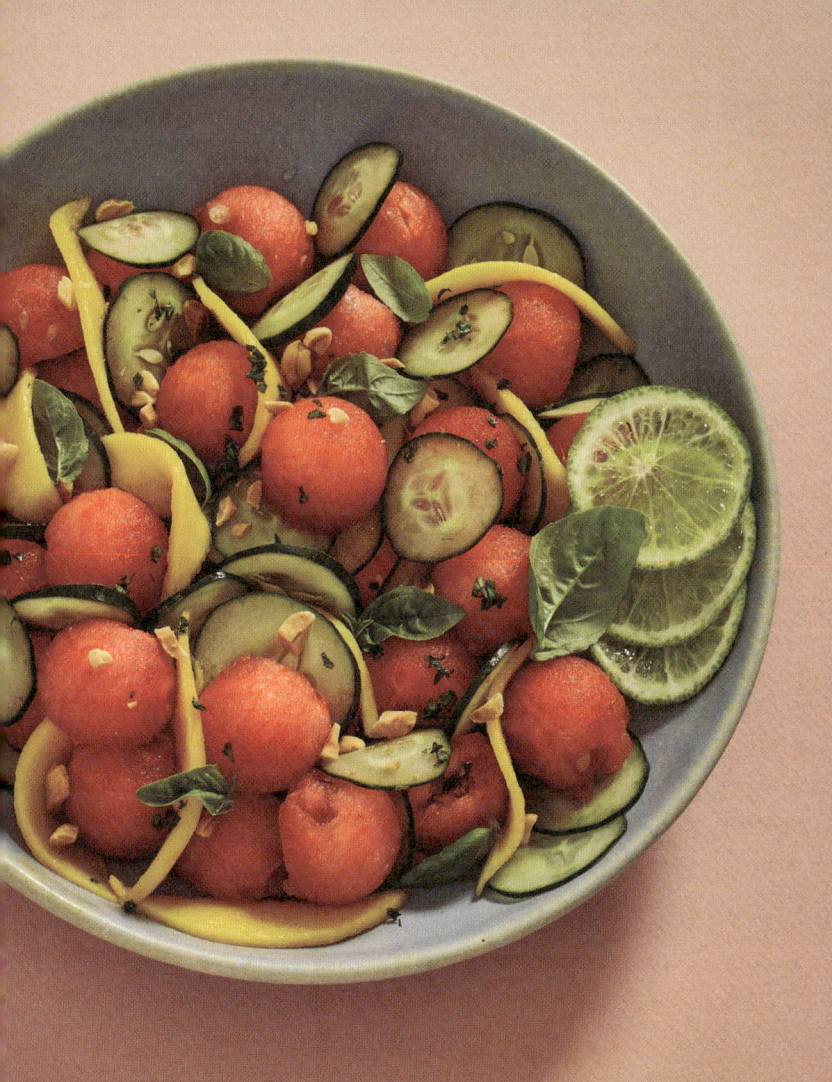

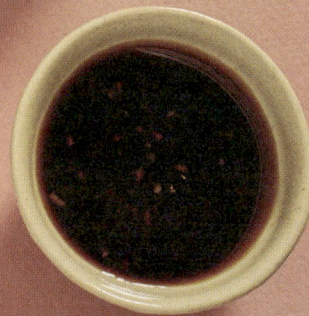

Salada tailandesa de manga e frango

Requer cozimento

Da família dos anacardos, e com mais de 500 variedades no mundo todo, a manga é uma das frutas preferidas da cozinha tailandesa. Nesta receita rouba todo o protagonismo e se torna junto com os demais ingredientes um combo exótico e delicioso. Se prepare para despertar seus cinco sentidos.

INGREDIENTES

1 peito de frango
Suco de 1 limão
1 pepino
1 manga grande e madura
1 cebola roxa
4 xícaras de folhas verdes
Sal e pimenta, a gosto

Para o molho
1 ½ colheres (sopa) de gengibre picado
2 colheres (sopa) de alho picado
$2/3$ de xícara de azeite de canola (pode ser substituído por azeite de milho ou de girassol)
$1/3$ de xícara de vinagre de arroz ou maçã
2 colheres (sopa) de azeite de gergelim
¼ de xícara de molho de soja
¼ de xícara de água
2 colheres (sopa) de mel
½ colher (café) de pimenta fresca

Modo de preparo

Para cozinhar o peito de frango, coloque-o em uma tigela, salpimente e despeje o suco de limão. Tampe a tigela com plástico filme ou uma tampa e deixe marinar o peito por 30 minutos na geladeira. Esquente uma chapa ou frigideira com um pouco de azeite. Cozinhe o peito por uns 3-4 minutos de cada lado em fogo alto. Deve soltar facilmente no momento de virar; se grudar, continue o cozimento por mais alguns segundos. Baixe em fogo mínimo, acrescente o resto do suco da marinada e cozinhe com a frigideira tampada por 10 minutos mais. Assim que esfriar, desfie o peito de frango. Corte o pepino ao meio e com a ajuda de uma colher retire as sementes. Corte o pepino em rodelas. Descasque a manga e corte-a em cubos. Corte a cebola em tiras. Para o molho, junte todos os ingredientes em um frasco com tampa e misture bem. Pode ser conservado por 3 semanas na geladeira. Misture em uma tigela grande o peito de frango com o pepino, a manga, a cebola roxa e as folhas verdes. Salpimente e tempere com o molho. Sirva.

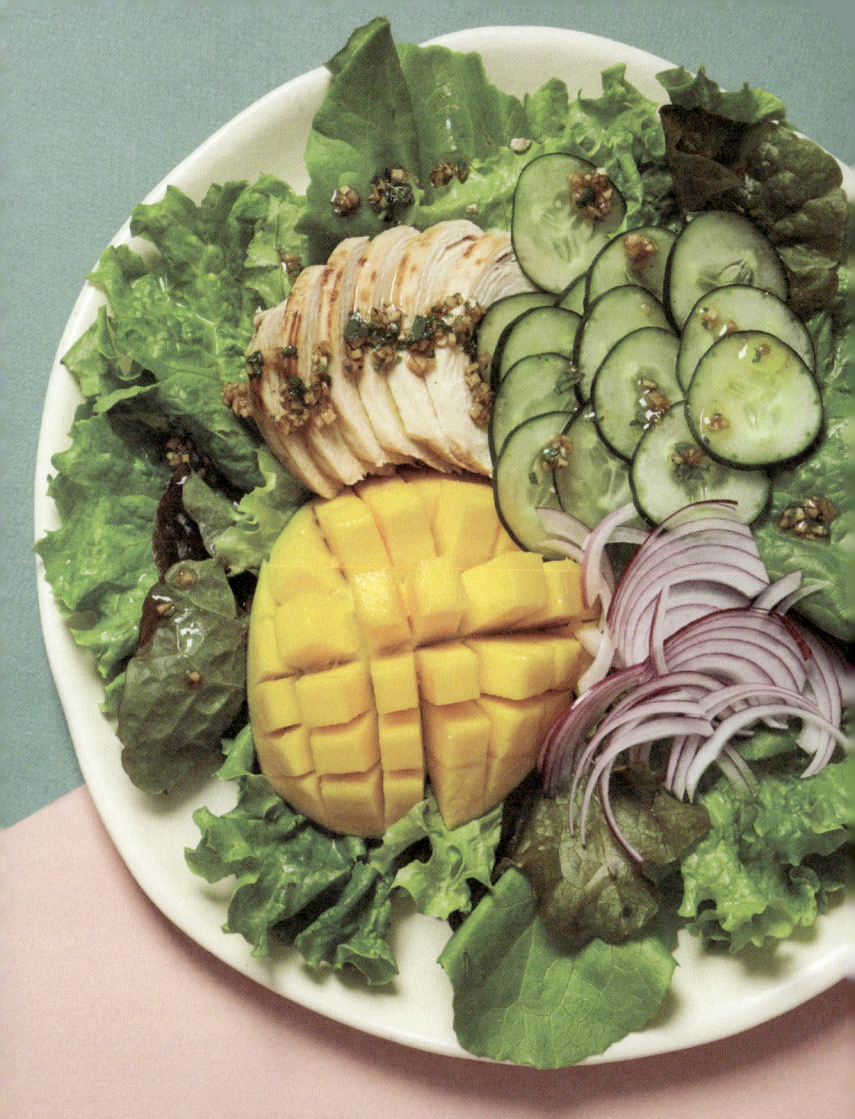

SEMPRE AMIGOS
Na Índia, presentear uma cesta repleta de mangas é considerado um grande gesto de amizade.

Salada morna de cogumelos e couve

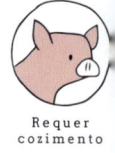

Requer cozimento

Se te perguntam se uma salada pode ser uma comida reconfortante, aqui está a resposta. Se deleite com essa salada de couve, um dos ingredientes mais nutritivos do planeta que se tornou famoso por seu delicioso sabor.

INGREDIENTES

½ xícara de azeite de oliva
½ xícara de óleo de milho
1 cabeça de alho (os dentes com casca amassados)
¾ de xícara de nozes pecan
6 fatias grossas de bacon
1 alho poró
½ xícara de vinagre de maçã
1 colher (café) de melaço ou mel
1 colher (café) de suco de limão
150 g de couve
500 g de cogumelos (champignons e secos)
60 g de queijo de cabra
Sal e pimenta, a gosto

Não se esqueça de lavar e secar bem os cogumelos.

Modo de Preparo

Preaqueça o forno a 180 °C. Em uma forma espalhe o azeite e o óleo e acrescente o alho. Asse em fogo baixo por 15 minutos. Reserve o óleo e descarte os alhos. Torre as nozes pecan no forno por 7 minutos e deixe-as esfriar. Em uma frigideira, cozinhe o bacon até que fique dourado e crocante. Deixe descansar uns minutos sobre o papel toalha. Passe o bacon para uma tábua e corte-o a gosto. Pique a parte branca do alho-poró.
Na mesma frigideira que foi usada anteriormente, refogue a parte branca do alho-poró. Acrescente o vinagre e deixe ferver 5 minutos até que diminua. Tire do fogo e misture em uma tigela o melaço e o suco de limão. Lave a couve e retire a nervura central. Cubra uma forma com papel manteiga e espalhe a couve. Unte com o azeite de alho. Cozinhe a couve em fogo médio durante 10 minutos ou até que esteja dourada. Reserve. Em uma tigela, misture os cogumelos cortados com o azeite de alho que sobrou. Salpimente. Cozinhe-os em uma forma por 30 minutos ou até que fiquem dourados. Para montar a salada, misture os cogumelos com o molho de alho-poró. Acrescente a couve, o bacon, as nozes pecan e o queijo de cabra amassado. Sirva imediatamente.

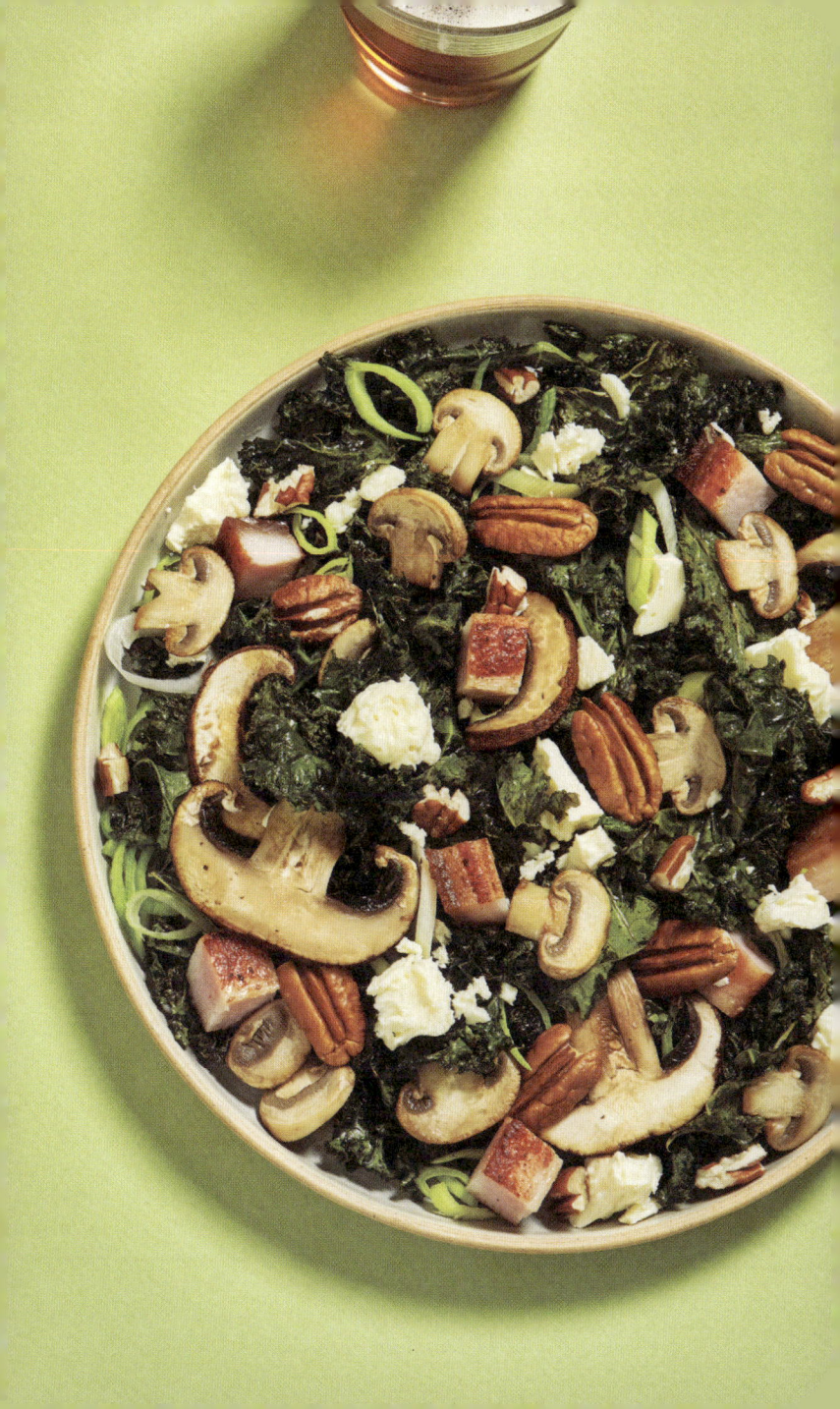

Salada caprese de macarrão de abobrinha

Requer cozimento

São legumes em espiral e seu nome provém da fusão da palavra italiana *zucchini* ("abobrinhas") e da inglesa *noodle* ("macarrão"). Portanto, esses seriam "macarrão de abobrinha". Os *zoodles* se transformaram na perfeita alternativa de uma massa porque são livres de glúten e baixas calorias. Para que você possa fazer perfeitamente, recomendamos investir em um spiralizer, uma ferramenta de cozinha criada especialmente para cortar os vegetais em forma de macarrão.

INGREDIENTES

4 abobrinhas médias
250 g de tomates cereja
250 g de mussarela de búfala
Pinhão ou amêndoa, a gosto
Folhas de manjericão, a gosto
Azeite de oliva, a gosto

Para o pesto de manjericão
2 colheres (sopa) de pinhão ou amêndoa
1 xícara de folhas de manjericão
2 dentes de alho
1 colher pequena de suco de limão
$1/3$ de xícara de azeite de oliva
Sal e pimenta, a gosto

Modo de Preparo

Para o pesto, coloque os pinhões sem sobrepor um ao outro em uma forma e torre-os em forno preaquecido a 180 °C por uns 5 minutos. Caso use amêndoas, torre-as por 10 minutos. Processe as frutas secas sem chegar a deixá-las em pó. Acrescente ao processador as folhas de manjericão, os dentes de alho, o suco de limão e tempere com sal e pimenta.

Processe até conseguir uma pasta uniforme, baixe a velocidade e acrescente aos poucos o azeite de oliva. Processe até que fique cremoso e uniforme. Reserve. Com a ajuda da máquina para fazer macarrão de vegetais (spiralizer), faça o macarrão de abobrinha. Refogue o macarrão em uma frigideira quente com um pouco de azeite de oliva por uns 5 minutos. Coloque-os em uma tigela grande. Acrescente os tomates cereja e a mussarela de búfala cortados ao meio. Tempere com o pesto e misture muito bem. Sirva acompanhado de folhas frescas de manjericão e pinhão ou amêndoas.

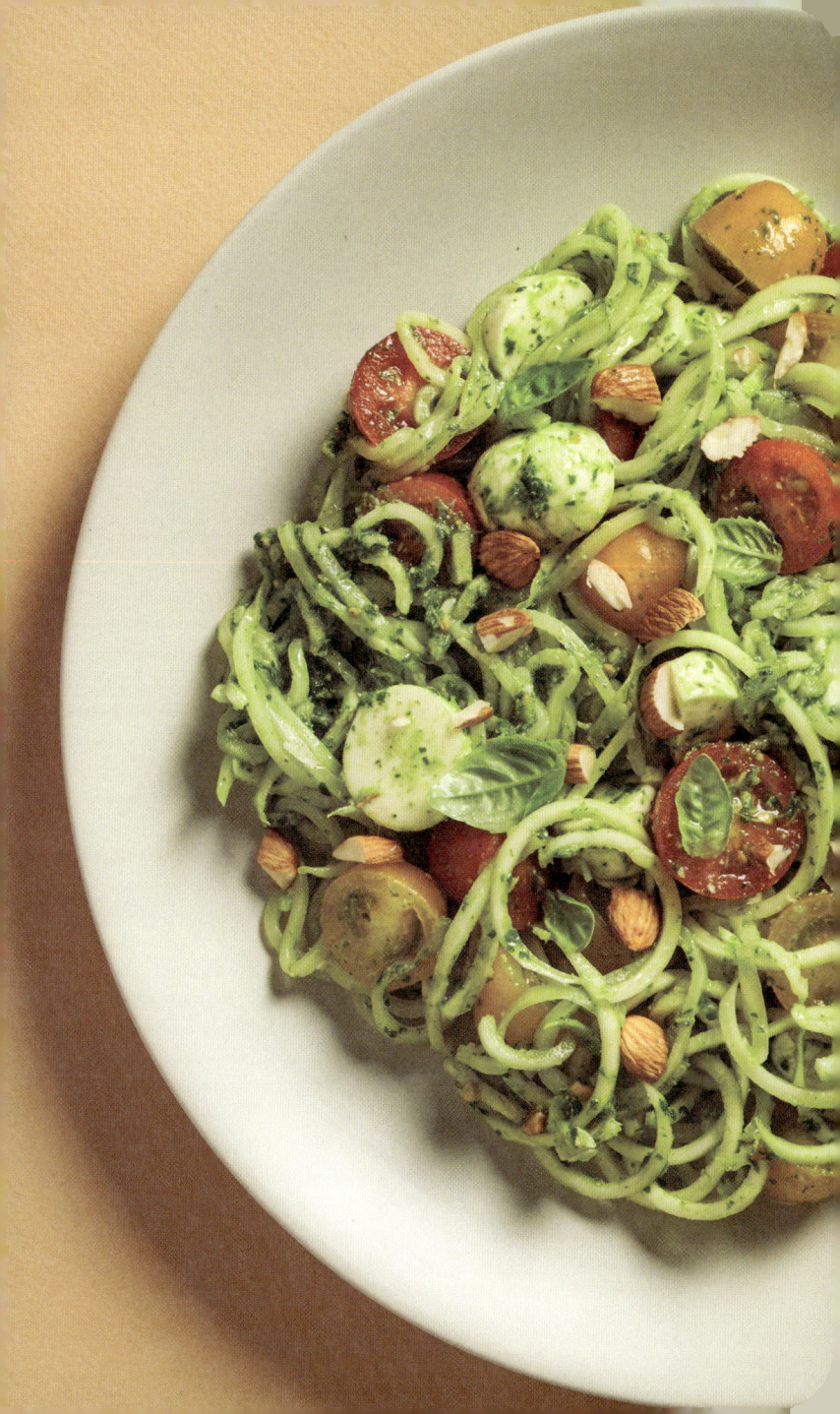

Salada de lentilha

Requer cozimento

As lentilhas formam parte da família dos legumes e é um dos cultivos mais antigos do mundo, que os humanos comiam desde o Período Neolítico. Há milhares de receitas de saladas de lentilhas, esta é a nossa.

INGREDIENTES

2 xícaras de cenoura baby
2 cebolas roxas
2 colheres (café) de sementes de coriandro
2 colheres (café) de sementes de cominho
50 g de castanhas de caju
2 xícaras de lentilha
¼ xícara de coentro
70 g de agrião
Azeite de oliva, a gosto
Sal e pimenta, a gosto

Para o molho de caju
150 g castanhas de caju
Suco de 1 limão
1 colher (sopa) de fermento em pó
5 colheres (sopa) de água
Sal e pimenta, a gosto

Modo de Preparo

Preaqueça o forno a 180 °C. Lave bem as cenouras. Descasque as cebolas e corte-as em quatro partes. Coloque os vegetais em uma tigela. Acrescente as sementes de coriandro e cominho, uma boa quantidade de azeite de oliva e tempere com sal e pimenta. Cozinhe por 30 minutos.
Esquente uma frigideira e refogue as castanhas de caju por alguns minutos. Deixe-as esfriar e reserve.
Cozinhe as lentilhas em bastante água fervente até que fiquem moles. Escorra e passe-as para uma frigideira untada com azeite de oliva. Acrescente as cenouras e as cebolas. Tempere com coentro picado, sal e pimenta. Mantenha o cozimento por uns minutos para igualar as temperaturas e retirar do fogo.
Para o molho de caju, processe todos os ingredientes até obter uma pasta cremosa e uniforme. Acrescente o agrião no cozimento da lentilha e sirva a salada acompanhada do molho de caju.

→ De onde saem? As lentilhas crescem em envolturas que contêm uma ou duas sementes. Há distintas variedades: marrons, pretas, vermelhas, coral, amarelas e até verdes.

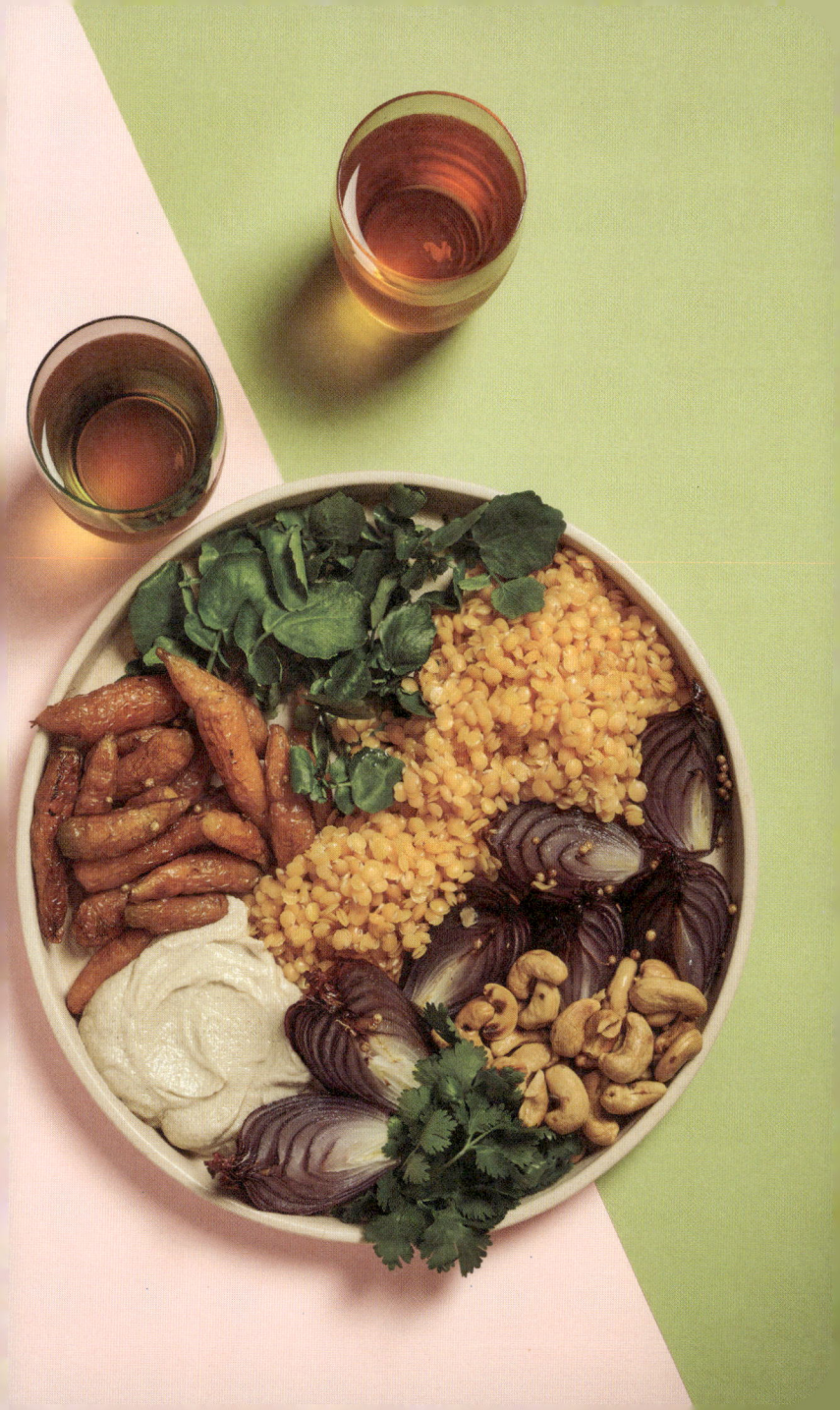

Salada de cuscuz

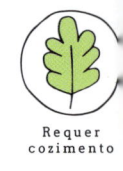

Requer cozimento

O cuscuz é um prato berbere, originário da sêmola de trigo duro. Em todo o norte da África, como Marrocos, Líbia, Argélia, Tunísia e Mauritânia, é considerado um ingrediente essencial, mas os pratos que são preparados com ele variam. A salada que te propomos aqui é uma das mil maneiras de comê-lo.

INGREDIENTES

1 ¼ xícaras de cuscuz
1 colher (café) de manteiga
400 g de grão-de-bico cozido
1 dente de alho
1 colher (café) de cominho
3 colheres (sopa) de sementes de abóbora
1 pitada de semente de funcho
8 tomates pequenos
3 ovos
1 xícara de folhas de manjericão
Azeite de oliva, a gosto
Sal grosso e pimenta-do-reino moída, a gosto

Para o molho de iogurte e especiarias

280 g de iogurte natural sem açúcar
1 colher (café) de cominho
1 colher (sopa) de suco de limão
1 colher (café) de azeite de oliva
Pimenta-do-reino moída na hora, a gosto

Modo de Preparo

Em um recipiente coloque o cuscuz, depois jogue água fervente até cobrir e tampe com plástico filme. Deixe descansar 5 minutos. Abra, acrescente a colher de manteiga e com a ajuda de um garfo separe os grãos. Tempere com sal e pimenta.

Em uma frigideira, esquente uma colher de azeite de oliva e acrescente o grão-de-bico, o alho picado, o cominho e as sementes. Cozinhe em fogo suavemente médio por 10 minutos, mexendo até que o grão-de-bico fique dourado. Retire e acrescente o cuscuz.

Limpe os tomates e corte em quatro partes. Coloque-os em uma tigela, salpimente e unte com azeite de oliva. Asse em forno preaquecido a 180 °C por 15 minutos ou até que fiquem dourados.

Acrescente a salada de cuscuz. Para o molho, misture bem todos os ingredientes.

Cozinhe os ovos por 7 minutos em uma panela com água fervente e sal grosso. Deixe amornar debaixo da água fria. Descasque e corte em quatro partes ou pela metade. Sirva a salada com o molho, os ovos e o manjericão.

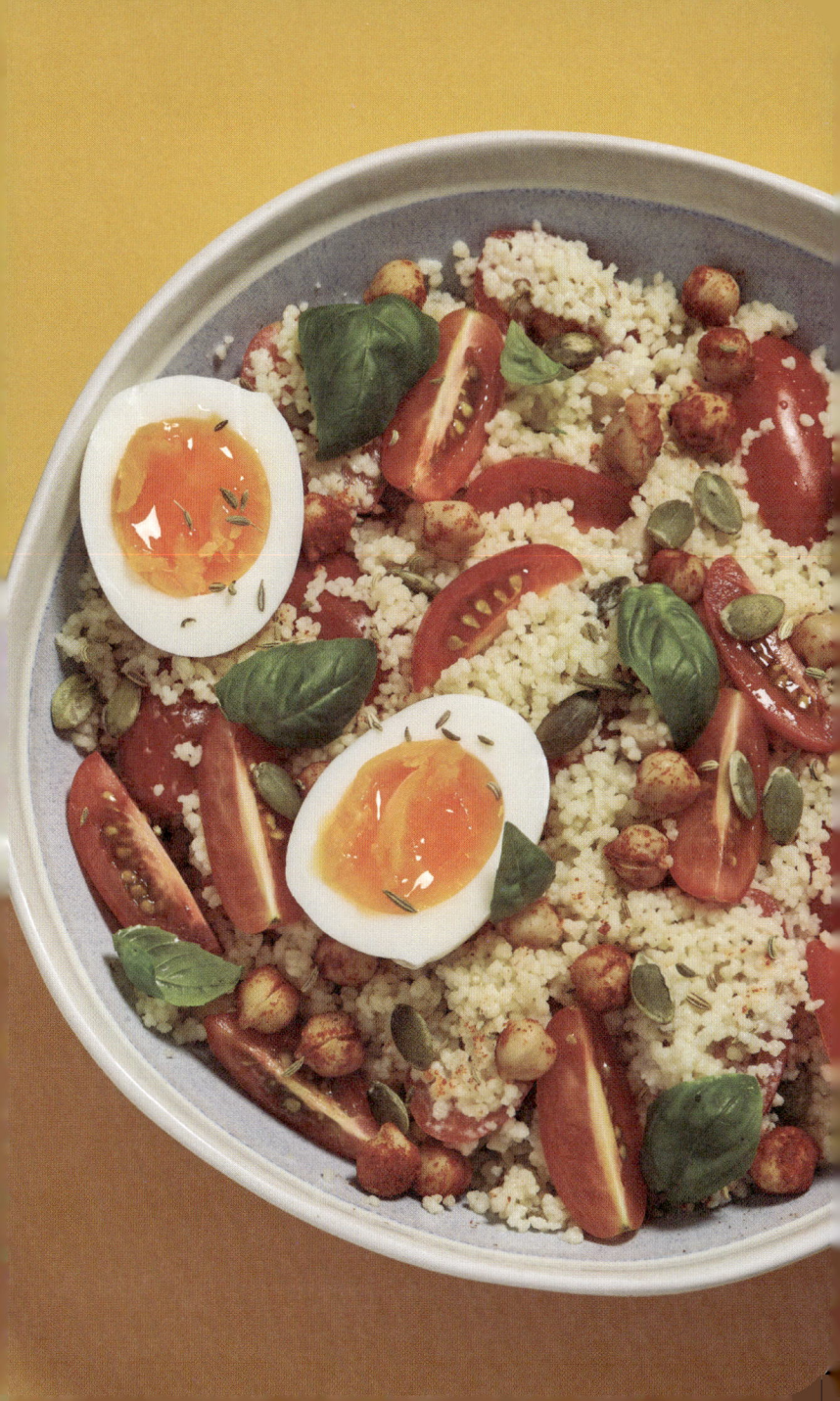

Salada de quinoa

Requer cozimento

A quinoa não é realmente um cereal, mas uma semente que produz uma planta floral tão rica em proteínas como o espinafre e a beterraba. A quinoa é nativa das montanhas andinas da Bolívia, Peru e Argentina, seu nome provém da palavra quechua *kinwa* ou *kinuwa*. Esta é nossa versão de salada com um dos super alimentos mais famosos do mundo.

INGREDIENTES

1 xícara de quinoa
2 xícaras de água ou caldo de verduras
1 lata de grão-de-bico
300 g de brócolis
1 batata-doce
2 xícaras de couve
¼ de xícara de salsinha
3 colheres (sopa) de queijo fetta
Azeite de oliva, a gosto
Sal e pimenta, a gosto

Para o tempero
Suco de 1 limão
½ colher (sopa) de vinagre de maçã
2 colheres (café) de syrup
3 colheres (sopa) de azeite de oliva

Modo de Preparo

Lave muito bem a quinoa com a ajuda de um escorredor até que a água saia limpa. Coloque a quinoa em uma panela e acrescente o caldo de verdura. Cozinhe em fogo médio e assim que começar a ferver baixe o fogo no mínimo. Cozinhe por 15 minutos com a panela tampada. Tire do fogo e passe a quinoa para uma tigela. Se a quinoa não absorver todo o líquido, escorra. Tire a água do grão-de-bico e lave-os bem. Coloque-os sobre o papel toalha para retirar o excesso de água. Limpe o brócolis e corte as flores. Descasque a batata-doce e corte em cubos ou rodelas. Limpe a couve e retire o nervo central. Preaqueça o forno a 220 °C. Coloque em uma forma a batata e o brócolis. Salpimente, unte com um pouco de azeite e asse no forno por 20 minutos. Passado esse tempo, acrescente a couve e o grão-de-bico. Cozinhe por 15 minutos mais. Tire os vegetais de vez em quando. Misture em uma tigela grande os vegetais com a quinoa, a salsinha picada e o queijo fetta amassado. Para o tempero, misture o suco de limão com o vinagre e o syrup. Acrescente lentamente o azeite de oliva enquanto estiver mexendo. Tempere com sal e pimenta. Tempere a salada com a mistura e sirva.

Durante a última década os preços da quinoa triplicaram devido a sua crescente popularidade e aumento do consumo a nível mundial.

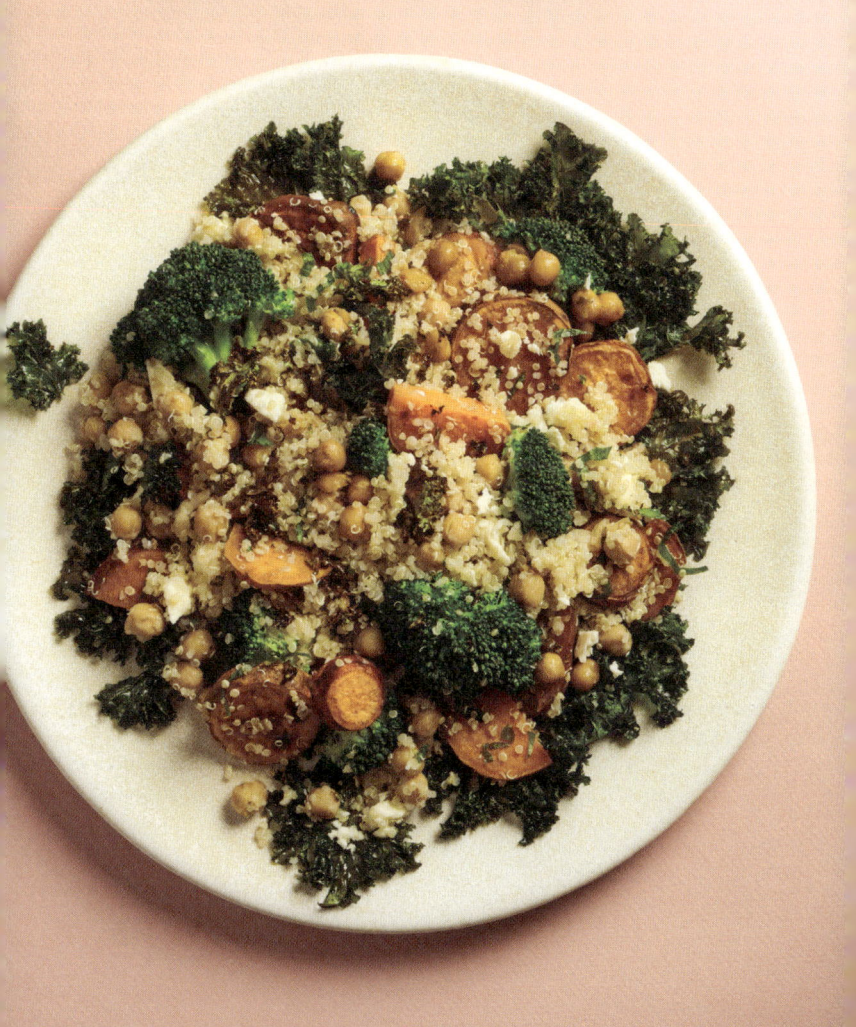

BÔNUS

Decálogo para a excelência saladística

Diga *bye bye* para as saladas entendiantes para sempre! Siga estas dicas e você vai estar no caminho certo para subir o nível das suas saladas.

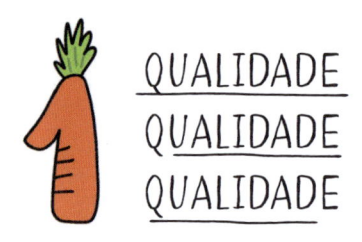

1. QUALIDADE QUALIDADE QUALIDADE

Vamos ter que falar de novo?
Uma salada só vai ser gostosa se seus ingredientes forem gostosos, então tente sempre conseguir os melhores produtos disponíveis. Se você conseguir verduras orgânicas produzidas na região, seria como se tivesse ganhado na loteria.
E nessa situação, o mercado de produtores seria seu amuleto da sorte.

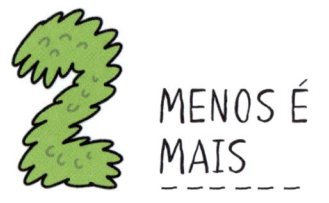

2. MENOS É MAIS

Uma salada é como um jogo de equilibrar. Você não tem que tirar de dentro da geladeira todos os ingredientes, seja seletivo. Às vezes é melhor escolher um estilo e mantê-lo. Pense em fazer camadas com diferentes sabores e escolha ingredientes que tenham cor, complexidade, nutrientes e textura.

3. ALÉM DO ALFACE

Use uma variedade de folhas verdes e ervas que dão diversidade e criatividade a sua salada: pense em couve, espinafre, rúcula, agrião, manjericão, coentro, aneto ou repolho. Certifique-se de que tudo esteja bem lavado e seco, senão o tempero não vai penetrar nas folhas...

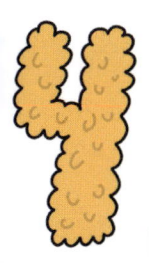

4. DÊ UM ATRATIVO EXTRA COM ALGUMA COISA SUBSTANCIOSA

Toda salada precisa dos complementos corretos para que fique bem feita, especialmente se for um prato principal. Seja por estar acrescentando proteína, gordura ou fibra, cada ingrediente deve ter um propósito. Amamos os elementos surpresa, seja o frango marinado, queijos exóticos, grãos nutritivos, nozes ou sementes torradas.

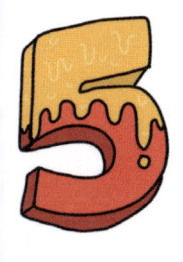

5. DRESS FOR SUCCESS

→ Em inglês, os molhos para temperar saladas são chamados de "dressings", que literalmente é traduzido como "vestidos".

Eles servem como um elemento de sorte ou de apresentação para as saladas. E faz sentido. Nossa regra geral para prepará-los é usar uma quantidade ácida para três quantidades oleosas. Experimente ácidos como o suco de limão e o vinagre, e oleosos como a maionese e diferentes tipos de azeites. Quanto tiver dúvidas, tempere menos, sempre é possível colocar algo extra aos poucos e acrescentar depois.

Mas também não se esqueça de colocar sal!

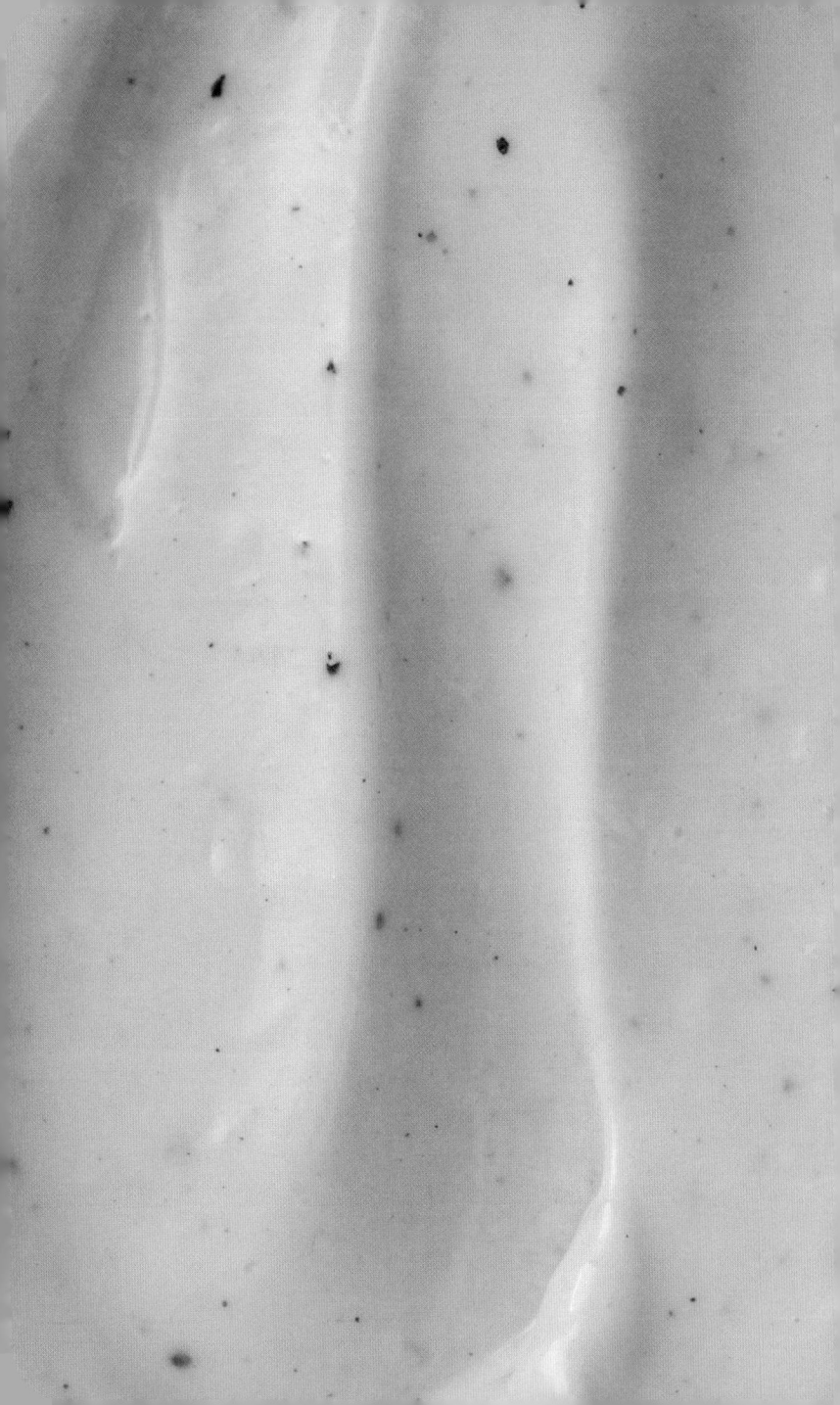

The 50 Best Saladas
Dos editores da Catapulta.
Título original: *The 50 Best Ensaladas*

Edição: Angie Anglesio / Design: Yapaestudio / Textos: Allie Lazar
Fotografia: Magalí Polverino / Ilustrações: Hola Bosque! / Estilismo e receitas: Victoria Rey
Correção de textos: Gisela Miliani / Tradução: Sheila Folgueral/ Produção gráfica:
Verónica Álvarez Pesce e Mariana Voglino.

Primeira edição.

Catapulta editores

R. Adib Auada, 35 Sala 310
Bloco C, Bairro: Granja Viana
CEP: 06710-700 - Cotia, São Paulo - SP
E-mail: infobr@catapulta.net
Web: www.catapulta.net

ISBN 978-65-5551-008-9

Impresso na China em janeiro de 2021.

The 50 best saladas / Editores da Catapulta ;editor Angie Anglesio ; [tradução Sheila Folgueral]. -- Cotia, SP : Catapulta, 2020.

Título original: The 50 best saladas
ISBN 978-65-5551-008-9

1. Culinária (Receitas) 2. Saladas I. Anglesio, Angie. II. Folgueral, Sheila. III. Título.
20-42926   CDD-641.83

Índices para catálogo sistemático:
1. Saladas : Receitas culinárias : Economia doméstica 641.83
Aline Graziele Benitez - Bibliotecária - CRB-1/3129

© 2021, Catapulta Editores Ltda.

Livro de edição brasileira.

Nenhuma parte desta obra poderá ser reproduzida, copiada, transcrita ou mesmo transmitida por meios eletrônicos ou gravações sem a permissão, por escrito, do editor. Os infratores estarão sujeitos às penas previstas na Lei n.º 9.610/98.

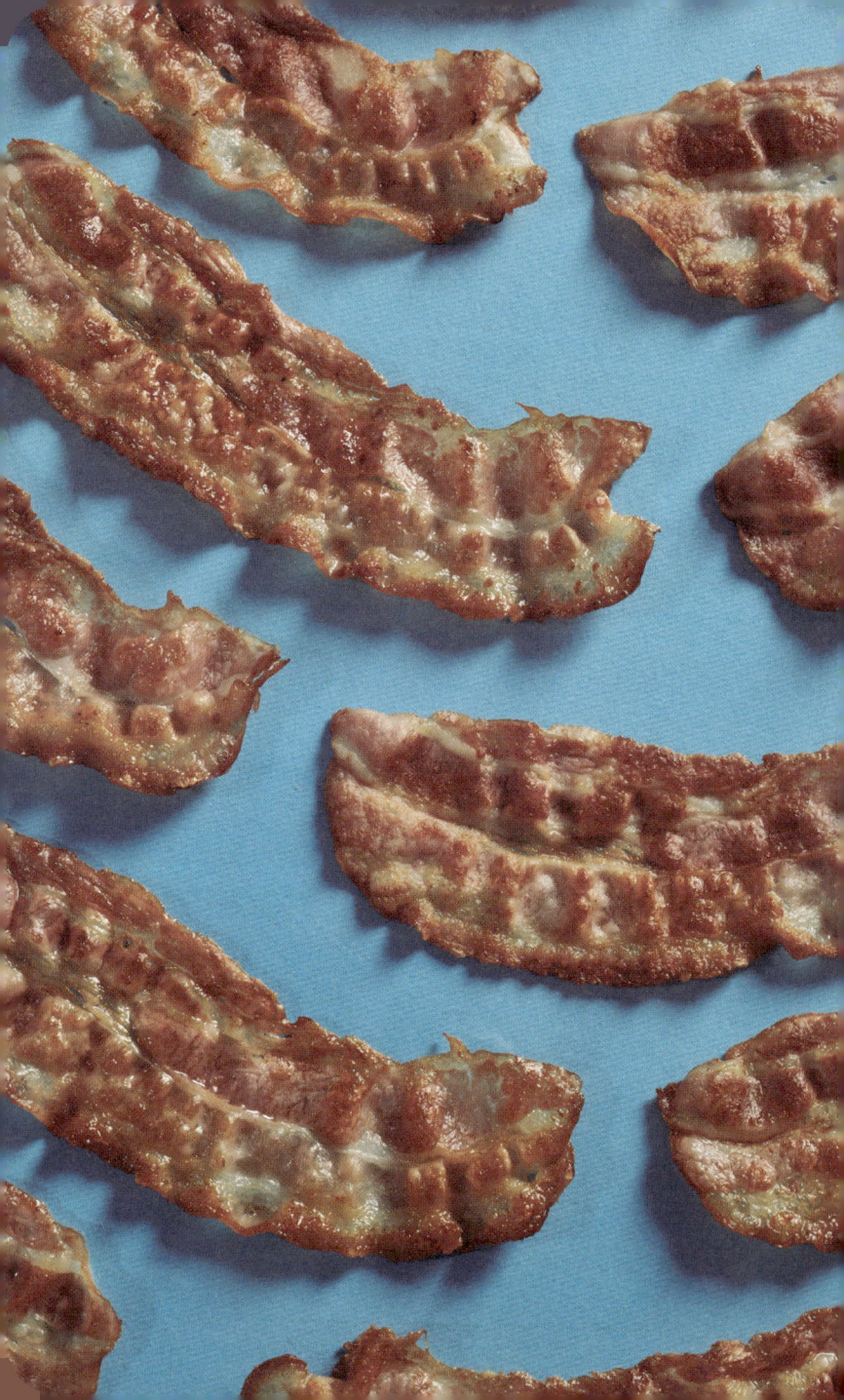